Die krankhaften psychischen Störungen der Rückwandlungsjahre vom klinischen Standpunkt aus

Von

Dr. Ferdinand Kehrer
Professor und Direktor der Psychiatrischen und Nervenklinik
der Universität Münster i. W.

Berlin
Verlag von Julius Springer
1939

ISBN-13:978-3-642-89936-2 e-ISBN-13:978-3-642-91793-6
DOI: 10.1007/978-3-642-91793-6

Sonderdruck aus
„Zeitschrift für die gesamte Neurologie und Psychiatrie", 167. Band (Ber.)
Verlag von Julius Springer, Berlin

Die Bezeichnung des Berichtes der diesjährigen Tagung: „Psychische Störungen des *Rückbildungsalters*" knüpft an die von unserer Gesellschaft erstmals für 1932 und zum zweiten Male für 1936 aufgestellte — unschön als Irrenstatistik bezeichnete — Statistik der psychischen Krankheitsformen an, in der unter den 18 Krankheitsgruppen als sechste die „psychischen Störungen des *höheren* Lebensalters" aufgeführt sind. Man hat „*Rückbildungs*alter" statt „höheres Alter" gesetzt, vielleicht um auszudrücken, daß eine Alterszeit im individuellen Leben, der man den Stempel der Minderwertigkeit aufdrückt, als „höhere" bezeichnet wird, mag der einzelne in solchem Alter auch noch so sehr der Verehrung der Jüngeren wert sein.

Gegen den Ausdruck „*Rückbildung*" ist freilich geltend zu machen, daß er nicht das bezeichnet, was man dabei im Auge hat: Die Negative einer Lebensalterstrecke. Gewiß bildet der höherwertige Mensch auch noch in dieser Zeit neue Werte aus sich heraus und dem Leben gegenüber (wie uns aus den Alterswerken vieler Großen im Geist bekannt ist). Aber was selbst anatomisch noch in dieser Lebenszeit „gebildet" wird, z. B. die Wucherung der Glia, ist für das Funktionieren des Organismus und insbesondere für das „psychische Funktionieren" nutzlos, weil Ersatz- oder Schlackenbildung. Auch anatomisch ist das Entscheidenste die Metamorphose in der der Entwicklung entgegengesetzten Richtung: Abbau mit seinen Begleiterscheinungen. Daher würde man besser *Rückwandlung* sagen.

Seit mehr als 100 Jahren[1] ist hierfür auch der Ausdruck *Involution* gebräuchlich, obwohl er im klassischen Latein nicht vorkommt und erst später als Gegenstück zur Evolution der Entwicklungsjahre geprägt wurde, offenbar weil die richtige Bezeichnung: Re-volution ihrerseits inzwischen eine andere Bedeutung bekommen hat.

Noch zweckmäßiger als diese Kennworte erscheint mir aber vorläufig das unverbindlichere „*spätere Lebensalter*", weil es zugleich aufzeigt, daß wir hier — zum wenigsten was die psychischen und nervösen Erscheinungen betrifft — vor einem Problem stehen, dem Problem, ob bzw. inwieweit gewisse, zum Teil noch ins Grenzgebiet zwischen Gesundheit und Krankheit gehörende Abweichungen, welche um die Jahre herum

[1] Vgl. *C. Canstatt:* Krankheiten des höheren Alters. Erlangen: Ferdinand Enke 1839 — die erste zusammenfassende Darstellung der krankhaften Alterszustände!

auftreten, in die beim Weibe das Klimakterium, d. h. die erste Organrückwandlung im Organismus, fällt, ursächlich in irgendeiner Weise auf Altersabbau zurückzuführen sind.

Welche *psychischen* Störungen nun aber auf *Altersabbau* zurückzuführen sind, ist noch viel schwieriger zu entscheiden, als es schon hinsichtlich der körperlichen der Fall ist. Denn neben den unmittelbaren Ausdrucksformen der Rückwandlung der für das Psychische maßgebenden Organe stehen ja noch die mittelbaren: Die *psychischen Reaktionen* Alternder auf jene, in der verschiedensten Weise und Deutlichkeit zum Bewußtsein kommenden, Vorgänge (siehe meine Aufstellung der psychischen Krankheiten im späteren Lebensalter am Schlusse des Berichtes Abt. C I, 3), die bei entsprechender Veranlagung sich bis zu richtigen Psychosen auswachsen können. Eine weitere Schwierigkeit ergibt sich daraus, daß Gesichtspunkte, welche sich bei der Betrachtung der normalen wie der krankhaften *körperlichen* Alterserscheinungen als fruchtbringend erweisen, nicht ohne weiteres auf das psychische Gebiet übertragen lassen.

Beschränkt man sich rein auf das körperliche Geschehen, so läßt sich ja die *Kurve des späteren Lebensalters* in zwei Abschnitte zerlegen: Einen ersten, in welchem Funktionsmängel dem Betreffenden selbst oder seiner Umgebung bemerkbar werden, durch Heranziehung von inneren Hilfskräften aber sich ohne Schaden so weit ausgleichen lassen, daß sie nicht zum Leidenszustand oder einer weiteren Umwelt nicht erkennbar werden; ich möchte diesen Tatbestand kurz auf die Formel: Ausgleichs-(Kompensations-)notwendigkeit bei erhaltener Ausgleichs-(Kompensations-)fähigkeit bringen. Kompensationsnotwendigkeit bei erhaltener Kompensationsfähigkeit zeichnet das *beginnende Altern* aus. Der zweite Abschnitt ist dadurch bestimmt, daß die Ausgleichskräfte versagen, hier gilt also die Formel: Ausgleichsnotwendigkeit mit versagender Ausgleichsfähigkeit. Erstreckt sich dies auf die überwiegende Mehrheit der Organe, so sprechen wir von *Greisentum*.

Im Bereiche des *Psychischen* liegen nun aber die Verhältnisse in mancher Beziehung anders: Erstens können neben rein körperlichen Beschwerden des beginnenden Alterns auch solche seelischer Art auftreten, und zweitens stellt die *Ausgleichsfähigkeit* ja ihrerseits schon, und zwar auch schon soweit körperliche Mängel in Frage kommen, mehr oder weniger eine *seelische Funktion* dar. (In der bisherigen Betrachtung der Alternsvorgänge ist dieser Punkt meines Erachtens viel zu wenig berücksichtigt worden.) *Wie* ein Mensch mit den beginnenden Sensationen der Rückwandlung — körperlichen wie seelischen — „fertig“ wird, hängt ganz von einem „*Gewissen*“ ab, das als eine Sonderform des biologisch außerordentlich wichtigen Gesundheitsgewissens anzusehen ist.

Wir verstehen unter letzterem bekanntlich den Sachverhalt, daß jeder gesunde Mensch, bald mehr aus innerer Anlage, bald mehr auf Grund der Erziehung durch das Leben, in sich dauernd sozusagen den „kategorischen Imperativ" fühlt, über Störungen des Wohlbefindens, die durch Schädigungen seines Körpers oder seiner Seele verursacht sind, soweit in seinen Kräften steht (wie *Imanuel Kant* es einmal ausgedrückt hat), „zur Tagesordnung überzugehen".

Ähnlich wie in jüngeren Jahren ein — wie immer zu erklärender — „Defekt des Gesundheitsgewissens" als auch des „Gesundheitswillens" zu psychopathischen Reaktionen, voran zu hysterischen und hypochondrischen, führt, kann offenbar bei bestimmten Menschen nach dem 40.—45. Jahre die Fähigkeit, mit Beschwerden oder Mängeln des beginnenden Alterns fertig zu werden, also die Ausgleichsfähigkeit im weiteren Sinne, deswegen versagen, weil jener kategorische Imperativ des biologischen Pflichtbewußtseins sich nicht geltend macht, der den gesunden Menschen zwingt, auch über den Höhepunkt seines Lebens hinaus bis zum natürlichen Ende als nützliches Glied seines Volkes durchzuhalten („Lebensgewissen") — auch allen Zurücksetzungen seitens der Jüngeren gegenüber zum Trotz aus dem Bewußtsein heraus, daß — um ein Wort *Rankes* anzuwenden — jede Generation unmittelbar zu Gott ist. Ich meine also, daß wir sozusagen mit einem spezifischen Gesundheitsgewissen des alternden Menschen zu rechnen haben. Wenn *Voltaire* einmal den Satz geprägt hat, der ja wohl für alle Lebensalter Gültigkeit hat: „Qui n'a pas l'esprit de son âge, de son âge a tout le malheur", so möchte ich diese weise Feststellung für die psychopathologische Betrachtung dahin auswerten: Wer dieses besondere *„Altersgewissen"* nicht hat oder nicht die Fähigkeit, sich ihm entsprechend zu verhalten, bekommt eine psychische Alternsstörung von unter Umständen krankhaftem Ausmaße.

Eine weitere Schwierigkeit, die Betrachtung der Alternsstörungen unter dem Gesichtspunkt des *Verhältnisses von Ausgleichsnotwendigkeit zu Ausgleichsfähigkeit* innerhalb der Psychiatrie durchzuführen, erwächst daraus, daß letztere deshalb versagen kann, weil erstere dem Betreffenden gar nicht zum Bewußtsein kommt. Wie es einen „Defekt der Wahrnehmung der eigenen Blindheit" bei bestimmten Hirnerkrankungen gibt (*Anton*sches Symptom), so gibt es auch einen *Defekt der Wahrnehmung der psychischen Alternsmängel,* wobei sehr wohl an die Möglichkeit zu denken ist, daß dieser in einer Zeit auftritt, in der der Kranke an sich noch die erforderliche Ausgleichsfähigkeit besitzt. Manche Fälle eines raschen Verfalles in ausgesprochenen Greisenschwachsinn, den man im höchsten Alter bei bis dahin in voller geistiger Frische tätigen Menschen gelegentlich unmittelbar nach einer schweren seelischen Erschütterung eintreten sieht, sind vielleicht letztlich durch ein plötzliches Versagen der so wichtigen biopsychischen Kompensationsfähigkeit zu erklären.

Wenn in der Diagnosentafel unserer Gesellschaft schlechthin von „psychischen Störungen des Rückbildungsalters" die Rede ist, so sind damit stillschweigend die *krankhaften,* d. h. Störungen solchen Ausmaßes gemeint, daß der Betroffene ungefähr in derselben Weise psychiatrischer Betreuung oder Behandlung bedarf wie andere Geisteskranke.

Diese *Zahl* ist nicht unbeträchtlich. Wie hoch sie tatsächlich ist, läßt sich nicht sagen, da die Statistik unserer Gesellschaft ja nur die Aufnahmen in die psychiatrischen Kliniken und Anstalten umfaßt, nicht auch die in die Altersheime. Am 31. 12. 1936 waren in ihnen 11207 Kranke mit dieser Diagnose untergebracht. Legen wir mit allem Vorbehalt hinsichtlich der Festsetzung des durchschnittlichen Beginnes des Alterns etwa die Zahl der über 60jährigen innerhalb der Bevölkerung des Reiches aus dem nächsterreichbaren Zählungsjahr 1930 zugrunde, so würden (unter Berücksichtigung des Umstandes, daß zwischen 1930 und 1936 deren Zahl noch weiter zugenommen hat) etwas mehr als $1^0/_{00}$ der Bevölkerung wegen solcher Störungen zur Aufnahme in die genannten Anstalten gekommen sein. Diese Ziffer ergibt indessen, wie *Freisel* 1930 dargelegt hat, weiterhin noch deshalb ein schiefes Bild von der Häufigkeit solcher Störungen, weil ja die Zuweisung alternder Menschen mit psychischen Krankheiten in jene vielleicht noch mehr von den verschiedensten sozialen und psychologischen Faktoren abhängig ist, als die anderweitiger Geisteskranker (auf diesen Punkt kann hier nicht näher eingegangen werden). Aber auch ein Vergleich der Zahlen der wegen psychischen Alternskrankheiten und der wegen andersartiger Erkrankungen in die Anstalten aufgenommenen Menschen — z. B. die Feststellung, daß in dem genannten Zeitpunkt die Menge der ersteren Kranken in den Anstalten etwa das 2—3fache, in den psychiatrischen Kliniken das $1^1/_2$—2fache der Kranken jeweils mit zirkulärem Irresein, genuiner Epilepsie oder progressiver Paralyse ausgemacht hat —, ergibt aus ähnlichen Gründen — kein klares Bild über die Häufigkeit krankhafter psychischer Störungen im späteren Leben. Immerhin lehren diese Zahlen, welch praktisch außerordentlich wichtiges Gebiet wir hier vor uns haben.

Gewinnen wir also aus der Irrenstatistik keine brauchbare Unterlage für die Abgrenzung der krankhaften von den nicht krankhaften Störungen, so liefert andererseits aber auch die *Normalpsychologie* bedauerlicherweise keinen Anhaltspunkt hierfür. Was wir über die *gesetzmäßigen Wandlungen der psychischen Persönlichkeit* wissen, entstammt ausschließlich der Selbstbeobachtung oder der allgemeinen Erfahrung seelenkundlich interessierter Menschen, vor allem von Philosophen, Dichtern usf., und das wenige Systematische, was über diesen Punkt vorliegt, führt uns leider nicht allzuweit. Wenn z. B. *Miles,* Präsident der Nordamerikanischen psychologischen Gesellschaft, 1933 bei diesbezüglichen Testuntersuchungen an 6—95 Jahre alten Leuten ähnlich wie *van der Horst* gefunden hat, daß schon vom 30.—50. Jahre an ein Abfall der Leistungsfähigkeit eintritt, welche sich aber, wie er hinzufügt, mehr auf Stärke der Sinnesfunktionen und Geschwindigkeit als auf Güte und Kraft erstreckt, so geht sein Ergebnis wohl kaum über z. T. uralte Erfahrungen hinaus, wie z. B. die, daß schon nach den Lehrjahren das akustisch-automatische Gedächtnis schlechter wird zu Gunsten des kombinatorischen, oder daß es z. B. einem 50jährigen Manne von heute schwerer fällt, die innere Mechanik eines Kraftwagens zu durchschauen als seinem 16—20jährigen Sohne, daß *Imanuel Kant* über die Etappen von 20 — 40 — 60 die Kennworte „Geschicklichkeit", „Klugheit", „Weisheit" gesetzt hat und wie die Fülle von scharfsinnigen Bemerkungen der Geistesgroßen aller Zeiten über die „individuelle Entwicklungskurve" des Menschen lauten möge, auf die vor 17 Jahren *Heinrich Hoffmann* einmal vom Standpunkt der modernen Konstitutionslehre das Augenmerk gelenkt hat[1]. Fast mehr noch als auf anderen Gebieten der Psychiatrie kommt uns hier zum Bewußtsein, wie flüssig die Grenzen zwischen Gesund und Krank sind.

Wenn andererseits von krankhaften Störungen *des* späteren Lebensalters die Rede ist, so kommen nur jene in Betracht, deren entscheidende Ursache ganz oder teilweise Abbauvorgänge solcher Funktionsträger im Organismus bilden, welche für das psychische Geschehen von Bedeutung (man kann sagen: „enkephalotrop") sind. Aus dem Rahmen unserer Betrachtung heraus fallen also die Krankheitszustände, welche sozusagen nur **zufällig in diesem Alter** auftreten, insofern sie annähernd in gleicher Form und mit gleichem Verlauf auch auf früheren Lebensstufen beobachtet werden.

In meiner Übersicht über die psychischen Krankheiten im späteren Leben am Schluß des Berichtes sind dieselben unter A aufgeführt. In Ergänzung dazu seien hier die grundsätzlich in Betracht kommenden *Arten der Beeinflussung nicht-involutiver Hirnkrankheiten durch die Involution (Nosoplastik)* aufgeführt:

I. Beeinflussung *exogener* Prozesse[2]:

1. in bezug auf das *zeitliche* Moment:

a) in Hinsicht auf die *Entwicklung* der Krankheit. Als Modellfall zu nennen ist hier die Verkürzung der „Inkubation" der progressiven Paralyse mit zunehmendem Alter;

b) in Hinsicht auf den *Ablauf.* Den Modellfall hierfür bildet die Verkürzung der Dauer dieser Krankheit mit zunehmendem Alter.

2. In bezug auf die *Form*gestaltung des Krankheitsbildes („Pathoplastik" im gebräuchlichen Sinne), und zwar:

a) Als „Symptomen*verarmung*". Vereinförmigung hypochondrischer Bilder bei der progressiven Paralyse. (Eine Analogie dazu im Bereiche der unter II nachfolgend aufgeführten Krankheiten findet sich beim Diabetes und Basedow.) Modellfälle hierfür sind die genuine Spät-

[1] Vgl. auch *Giese:* Erlebnisformen des Alterns, 1928.

[2] Vielleicht in innerer Beziehung zur involutiven Abnahme der Hirnschwellungsfähigkeit *(Reichardt)* stehend?

epilepsie, die außerdem auch verlaufsmäßig „ärmer“ ist, d. h. seltenere Anfälle aufweist als die gewöhnliche Epilepsie *(Gruhle)*.

b) Als Symptomen*anreicherung*. Einen Modellfall hierfür bildet die Zunahme der Angstzustände, bzw. der Angstfärbung der Depression und der Selbsttötungsgefahr bei der progressiven Paralyse *(Zillig)*.

c) Als „*Bildfärbung*“ im engeren Sinne. Modellfälle hierfür sind die Angleichung des Bildes der juvenilen Paralyse an das des infantilen Schwachsinns *(Bostroem)*, die zunehmende Angleichung des Bildes der *Pick*schen Krankheit an die der arteriosklerotischen und senilen Demenz mit der Zahl der Jahre, in denen sie in Erscheinung tritt *(v. Braunmühl)*. Ein Gegenstück zu c) aus dem Gebiet „Nosoplastik im späteren Leben“ bildet die Angleichung alter Prozeßschizophrenien an Greisenschwachsinn *(Joh. Lange)*, die wohl im Sinne der Interferenz zweier, einem ähnlichen Ende zuführender Prozesse zu deuten ist.

II. Beeinflussung *endogener* psychischer Krankheiten. Bezüglich Einzelheiten verweise ich auf *Bostroems* Bericht Baden-Baden 1937. Hier seien nur die wichtigsten Punkte aufgeführt:

Die Beeinflussung der „reinen“ Zustände dieser Art durch die Lebensalter weicht bei der Mehrzahl der Kranken nicht wesentlich von der auf normale Gehirne ab. Präinvolutive, aber nicht in die Zeit der größten Häufigkeit solcher Erkrankungen, z. B. ins 30.—40. Lebensjahr fallende, endogene Zustände unterscheiden sich von den involutiven nur entsprechend dem Unterschied des Lebensalters und den damit zusammenhängenden Faktoren (spezifische Lebenssituation u. dgl.).

In vollem Gange befindliche endogene Krankheiten sind gegen Wirkungen der Alternsvorgänge nicht gefeit, andererseits aber auch nicht übermäßig ihnen zugänglich. Dies gilt besonders auch für die Zeit des eigentlichen Greisenalters solcher Kranken:

1. Bezüglich des *manisch-melancholischen Irreseins* hat dies *Joh. Lange* besonders betont. Entgegen früheren Angaben kommen nach dem Lancet (1938) Arteriosklerose und senile Hirnleiden bei Cirkulären nicht häufiger vor als beim Durchschnitt der Menschen.

2. Von der *Schizophrenie* sagte jüngst *Bleuler* sogar: „Ich habe den Eindruck, daß senile Atrophie und Arteriosklerose bei alten Schizophrenen auffallend selten sind.“

3. Daß die *Paranoia* unbeeinflußt durch das Senium ihren Weg gehen kann, beweist *Gaupps* Fall Wagner, der im 64. Jahr nach 37jähriger Dauer seiner Geisteskrankheit ohne jede Zeichen eines psychischen Alternsrückgang verstarb.

4. Es würde wohl auch für *genuine Epileptiker* gelten, wenn diese Kranken nicht durchweg vor der Erreichung des Greisenalters an den Folgen ihrer Krankheit zugrunde gingen.

5. Von dem *Erbveitstanz Huntington* schreibt *Entres:* „Einen bemerkenswerten Einfluß des Rückbildungsalters auf die Bildgestaltung desselben vermag ich nicht zu erkennen."

Theoretisch ist nun die Grenze zwischen endogenen Krankheiten *im* Spätalter und Krankheiten *des* Spätalters scharf zu ziehen, in Praxis aber, wie die klinische Erfahrung fast täglich in lästiger Weise jedem zum Bewußtsein bringt, der sich nicht mit billigen Schemadiagnosen begnügt, manchmal außerordentlich schwer; ich erwähne hier nur z. B. die Entscheidung: Verspätet im Leben auftretende erste melancholische Phase des zirkulären Irreseins oder Melancholie infolge irgendeines nicht bzw. noch nicht klar durchschaubaren Abbauvorganges im Hirn? Auf der anderen Seite ergibt sich diese Schwierigkeit z. B. aus der neuerlichen Feststellung, daß eine organische Hirnkrankheit, die noch bis vor einigen Jahren unbedenklich auf eine typisch senile Rückwandlung des Hirns bezogen wurde, die *Pick*sche, heute zu den „zufälligen Krankheiten" in oben genanntem Sinne „herübergewechselt" ist (siehe später S. 15).

Fragen wir nun zunächst: Was sind *echte Alterskrankheiten,* die sich vorwiegend in psychischen Störungen äußern?, so ist wiederum die Antwort theoretisch einfach: Solche, die auf einer wie immer gearteten *pathologischen* Rückwandlung des *Hirns* oder von *Körperorganen* beruhen, die sich sozusagen am Hirn „auswirken" können. Wenn der Lehrsatz richtig ist, den *Aschoff,* vor allem auf *Virchow* u. a. fußend, aufgestellt hat: „In der Involution überwiegt das Altern, in der Evolution das Wachstum der Organe bzw. Organsysteme", so ist ja von vornherein klar, daß wir überhaupt wenig Aussicht haben, zu scharfen Grenzen zu gelangen; und gerade für die psychischen Alterserkrankungen ist die Feststellung niederdrückend, auf die *Spatz* besonders hinweist, daß das Auftreten von Abnutzungspigment in den Nervenzellen der Großhirnrinde bereits vor dem 20. Lebensjahre bemerkbar ist, bleibende Zeichen der durch das Leben hervorgerufenen Abnutzung, also letzten Endes eine Alternserscheinung, in ihren allerersten Anfängen bereits überraschend früh im Leben nachweisbar sind — Mahnung genug, den Beginn des Alterns nicht vom grünen Tisch aus auf das 40., 50. oder 60. Jahr zu verlegen. Alles ist hier relativ und nur im großen und ganzen kann man von einer *krankhaften* Rückwandlung sprechen, wenn die schon von *Goethe* erkannte *autochthone Harmonie des Alterns der Teile im Organismus* (wie es *Ingvar* und *Bürger* genannt haben), das bedeutet: aller seiner Organe, Systeme, Gewebe usf. in ihrer Zusammenwirkung und ihrer Entelechie, gestört ist. Gestört kann sie werden durch ein Übermaß von äußeren Einwirkungen, wobei die Bestimmung, was für den einzelnen „Übermaß" bedeutet, naturgemäß sich ausschließlich nach dem Maß seiner inneren Widerstandsfähigkeit gegenüber solchen Einflüssen richtet. Im allgemeinen kann damit gerechnet werden, daß äußere Schädlichkeiten für das psychische Altern unwesentlich sind. Daher ist es annähernd zutreffend, wenn man sagt: Eine krankhafte Rückwandlung im Bereiche des Psychischen liegt dann vor, wenn die Ursachen derselben in der von Haus aus bestehenden Anlage gelegen sind, nicht wenn von außen den Organismus treffende und in unserem Falle bis zum Hirn vordringende Schädigungen den Alternsvorgang *in Gang setzen*, einen *bestehenden verstärken* oder *beschleunigen* oder schließlich in ihm nur einen günstigen „*Nährboden*" für irgendwelche Schädigungen finden.

Und nun liegen — leider — die Verhältnisse bezüglich des Gehirns deshalb besonders verwickelt, weil ja nach mannigfachen Erfahrungen im Grenzgebiet zwischen Psychiatrie-Neurologie und innerer Medizin durchaus die *Möglichkeit* besteht, daß die Rückwandlung innerer Drüsen, voran der Eierstöcke, und überhaupt der inneren Organe vom Hirn gesteuert wird, also ihrerseits schon einen sekundären Vorgang darstellt. Es kommt also ein Primat der Involution des Hirns (das *Rössle* einmal erörtert hat) in dem besonderen Sinne in Betracht, daß sie der der übrigen Körperorgane nicht nur zeitlich vorangeht, sondern daß ihr auch sozusagen die Führerrolle im Reigen der Altersrückwandlungen zukommt.

Wie dem aber nun sei: eine **pathologische Involution** als Grundlage psychischer Störungen wäre dann gegeben, wenn sie entweder abnorm *frühzeitig*, abnorm *rasch* in bezug auf *Entstehung* oder *Ablauf* oder aber abnorm *stark* am Hirn oder im Gefüge solcher Organe auftritt, die die Hirntätigkeit weitgehend beeinflussen (besonders „enkephalotrop" sind). In Anlehnung an *Aschoff* wäre in diesem Zusammenhang zu sagen: Ein bei dem Durchschnitt der Menschen von gleicher Herkunft und Geschlechtszugehörigkeit unter gleichen körperlichen und seelischen Lebensbedingungen in einem bestimmten Lebensalter auftretendes Altersgebrechen wird zur Krankheit, wenn auch die *kompensatorischen Kräfte*, die allenthalben die Ausgleichung von Mängeln des Alterns bewerkstelligen können, über längere Zeit oder dauernd versagen. Auf eine kurze Formel gebracht: Wir werden alterns*krank*, sobald unser Organismus die Alternsmängel nicht mehr auszugleichen bzw. zu überwinden vermag. Dabei scheint das Hirn eine ganz besondere Rolle zu spielen. Denn nur so ist es wohl zu erklären, daß auf keinem Gebiete der Medizin in Praxis und Forschung Alternskrankheiten so herausgestellt werden wie in der *Psychiatrie:* Die Diagnosentafel der Gesellschaft kennt keine „psychischen Krankheiten des Kindesalters oder der Pubertät", was um so seltsamer ist, als doch gerade in letzterer eine außerordentliche Häufung von psychischen Störungen festzustellen ist, eine, die weit die Zahl der im späteren Lebensalter seelisch Erkrankenden übertrifft; von „*Jugendirresein*“, von dem früher viel die Rede war, spricht in wissenschaftlichen Kreisen heute niemand mehr, es ist — wahrscheinlich zu Unrecht — ganz in der Schizophrenie aufgegangen, woraus logischerweise folgt, daß in absehbarer Zeit entweder Psychosen der Pubertät aufgestellt oder daß die Psychosen des späteren Lebens abgebaut werden müssen. Von den Puerperal- bzw. Generationspsychosen, die man früher abgegrenzt hat, sind in der Krankheitstafel die „symptomatischen Psychosen in Puerperium und Lactation“ übrig geblieben. Das einzige biologische Gegenstück zu den psychischen Alternskrankheiten — biologisches Gegenstück in dem Sinne, daß ein an sich normaler Lebensvorgang zur Krankheitsursache gestempelt wird — bildet in der Diagnosentabelle also nurmehr der angeborene Schwachsinn, der in ihr aber auch nicht allein auftritt, sondern gekoppelt mit dem „früherworbenen“.

Es drängt sich bei dieser Betrachtung also die Frage geradezu auf, ob nicht auch die psychischen Störungen des späteren Lebensalters in absehbarer Zeit anderweitig aufgeteilt werden müssen, daß wir demgemäß im Wellengang der Entwicklung unseres Faches wieder, wenn auch mit anderer Einsicht im einzelnen, zu dem Standpunkt vor 50 und mehr Jahren zurückkehren, daß die senile Demenz die einzige geistige Alternskrankheit darstelle.

Aus welchen *Kriterien* nun kann geschlossen werden, daß eine im späteren Leben auftretende psychische Störung eine solche *des* späteren Lebens darstellt? Legen wir den allgemein in der Pathologie herrschenden Maßstab zugrunde, so wird verlangt werden müssen, daß sie sich nach Bild und Verlauf von solchen, die in früheren Jahren in die Erscheinung treten, *wesentlich* unterscheiden, und daß andererseits während dieser Lebensphase Psychosen ausbleiben, welche in früheren Lebensjahren beobachtet werden. Was den *ersten* Punkt anlangt, so gibt es eigentlich kein Zustandsbild, das nur der frühen oder mittleren Rückwandlungszeit eigen ist, und selbst die verhältnismäßig typischste der spätesten Zeit des Greisenalters, die senile Demenz, endet in einem Zustand, der, was das psychische Bild anlangt, sich von anderen Formen erworbenen Schwachsinns, z. B. der progressiven Paralyse oder der alkoholistischen Demenz nur in einzelnen Zügen unterscheidet. *Umgekehrt* ist allerdings zu sagen, daß gewisse Syndrome, ich nenne hier nur die Zwangsneurose und andere „geschlossenere“ psychopathologische Syndrome, die ausgesprochene Katatonie und die tobsüchtige Erregung, im Greisenalter kaum je vorkommen.

Betrachten wir die für die spätere Zeit des Lebensabbaus kennzeichnendste Erkrankung, den **Greisenschwachsinn** unter einem allgemein biologischen Gesichtspunkte, so zeigt sich, daß sie in ihrer reinen Form nur eine Verstärkung und Verzerrung all der seelischen und geistigen Wesenszüge darstellt, die schließlich jeder Greis, wenn er nur so alt wird, in milder Ausprägung darbietet[1]. Wenn auch neuerdings von einzelnen Forschern (z. B. *Bumke*) der alte Satz als falsch bezeichnet wird: „Jeder wird senil dement, wenn er es nur erlebt", so bleibt doch so viel zu recht bestehen, daß ein jeder Mensch jenem Zustand, den man eben als psychische Schwäche, als Schwäche nicht bloß des Verstandes, sondern der ganzen psychischen Persönlichkeit bezeichnet, ebenso zusteuert, wie er sich aus der „Normal-Idiotie" des Kleinkindes herausentwickelt hat. Bis zu welchem Grade er hierbei fortschreitet, hängt ausschließlich von seiner Lebensdauer ab, unter unseren volksmäßigen und zivilisatorischen Bedingungen also, ob er mehr als 90—100 Jahre alt wird. Systematische Untersuchungen bei solchen, die dies Alter erreichen, liegen in Deutschland hierüber leider nicht vor. Die Feststellung von *Freisel*, daß unter den über 70 Jahre alten Menschen, welche wegen körperlicher Leiden das Krankenhaus München-Schwabing aufgesucht hatten, nur 33% als psychisch normal bezeichnet werden konnten, während der Rest erhebliche geistige Veränderungen aufwies, und zwar 27% ausgesprochene, 26% leichtere, aber immerhin noch deutliche Defekterscheinungen boten, zeigt indessen zur Genüge, daß tatsächlich die überwiegende Mehrzahl primitiverer Menschen schon in dieser Lebensstrecke sich auf den Greisenblödsinn zubewegt. Wenn ich vor Jahren einmal darauf hinwies, daß unter den Geistesgrößen — Gelehrten, Künstlern, Feldherrn, Naturforschern, Weltreisenden —, die im Leben von *Helmholtz* einmal eine Rolle spielten, nicht weniger als 18 Männer über 90 und eine noch sehr erheblich größere Zahl über 80 Jahre alt geworden sind, so beweist dies nicht das Gegenteil; denn nach dem Vorliegen etwaiger Anzeichen von seniler Demenz ist bei diesen nicht gefahndet worden. Und wenn andererseits neuerlich Forscher aus osteuropäischen Gebieten (*Schükrü, Basiliewitsch, Mizruklin*) berichten, daß sie bei über 100 Jahre alten Türken, Georgiern und Ukrainern noch vielfach volle körperliche Leistungsfähigkeit und ein gutes Gedächtnis unter Umständen selbst dann feststellen konnten, wenn die Betreffenden sehr erhebliche Zeichen körperlicher Vergreisung boten, so beweist auch dies nicht allzuviel, denn nach ihrer Mitteilung erreichen verhältnismäßig ungewöhnlich viele Angehörige

[1] Auf die sogenannten *normalen psychischen Ausdrucksformen* des Alterns kann hier nicht eingegangen werden; ich muß aber so viel sagen, daß meines Erachtens die meisten Zeichnungen, welche Psychologen oder Psychopathologen vom seelischen Altern entwerfen, Skizzen nach Karikaturen von Alternden, besonders von Greisen darstellen, entworfen also nicht nach dem Durchschnitt, sondern nach solchen, die an oder schon jenseits jener Linie stehen, die man nach sozialen Gesichtspunkten als „Grenze von gesund und krank" bezeichnet.

dieser Volksstämme ein Alter über 100 Jahre. Die Anlage, im höchsten Alter geistesschwach zu werden, ist eine allgemeine, bei manchen Menschen kommt sie verhältnismäßig früh zum Durchbruch, früher jedenfalls, als die Anlage zur körperlichen Vergreisung oder früher als Anlage und Schicksal dem Leben der Betreffenden infolge körperlicher Schädigungen oder Krankheiten ein Ende setzen. Man muß ja auch im Auge behalten, daß die Grenzen zwischen den bei jedem Menschen sich einstellenden psychischen Veränderungen im Greisenalter und dem „Greisenblödsinn" so flüssig sind, wie zwischen Beschränktheit und dem leichten Grad des „angeborenen Schwachsinns". Sehr häufig wird dies übersehen: Aus den oben erwähnten Feststellungen von *Freisel* geht es besonders deutlich hervor, insofern die 67 von 100 über 70 Jahre alten Leute, bei denen er leichte bis schwerere Grade von Greisenschwachsinn fand, bis dahin im freien Leben keineswegs als schwachsinnig galten. Leider fehlt es bisher ganz an Reihenuntersuchungen darüber, wie im einzelnen der langsame Abbau von Gedächtnis und Verstand sowohl bei normalen 70—90jährigen als auch bei jenen Greisen dieser Altersstufe vor sich geht, welche man als Greisenblödsinnige ansehen muß. Man sagt ja wohl, daß dies Menschen seien, die von Haus aus bald mehr charakterliche, bald mehr intellektuelle Abwegigkeiten aufwiesen. Aber soviel ich sehe, stützt sich diese Behauptung doch nur auf unbestimmte Eindrücke, nicht auf gesicherte Feststellungen bei wenigstens einigen hundert Fällen. Eindrücke derart lassen sich zur Entscheidung der Frage jedoch wohl nicht heranziehen. Wenn z. B. erst kürzlich *Luxenburger,* auf *Bleuler*s Lehre von dem Versagen der trophischen Energie gestützt, der Auffassung Ausdruck gegeben hat, daß „die Sippen der senil Dementen und letztere selbst überdurchschnittlich höheren Berufsständen (der Akademiker, Kaufleute, Künstler usw.) angehören", so muß ich dem auf Grund eigener Erfahrung wie auch der Feststellung von *Freisel* widersprechen; nach meiner Beobachtung entstammen senile Demente vielfach geistig primitiveren Kreisen, ohne daß sie aber andererseits als von Haus aus geistig Beschränkte gekennzeichnet werden dürften. Die Anschauung *Luxenburger*s scheint mir aber auch im Widerspruch zu der Angabe *Bleuler*s selbst zu stehen, daß die senile Demenz besonders bei Oligophrenen (nächstdem bei Alkoholikern u. a.) auftreten[1]. Wie immer die

---

[1] Letztere Angabe möchte freilich *Luxenburger* gerade für seine Theorie heranziehen, daß die senile Demenz — auf dem Boden einer „komplexen erblichen Schwäche des Zentralnervensystems" — durch eine besonders starke Beanspruchung des Gehirns erzeugt werde, „sei es einer absoluten wie bei den Vertretern geistig anstrengender Berufe, sei es einer relativen wie bei schwach begabten Personen". Ich halte diese Deutung aber doch für etwas gekünstelt, da meines Erachtens eine besondere geistige Beanspruchung geistig Minderbegabter in Wirklichkeit doch wohl deswegen nicht vorkommt, weil diese — eben infolge ihrer Verfassung — ihr

Dinge liegen, jedenfalls darf der Leitsatz aufgestellt werden, daß am Abschluß jeder Involution eine allgemeine psychische Schwäche steht, zu der die Störungen des mnestisch-assoziativen Apparates in besonderem Maße beitragen. Aber gerade auch diese sind eine durchschnittliche Erscheinung, die mit der Wortfindungsschwäche für wenig einprägsame Eigennamen beginnt, zur stufenweise langsam fortschreitenden Merkschwäche und schließlich dem Verfall des Gedächtnisvermögens führt, aber je nach persönlicher Anlage zunächst im amnestischen Syndrom endet, von dem mit Recht *Lange* gesagt hat, daß es in jeder senilen Demenz steckt, während die Veränderungen des Wissensschatzes, der Urteilsfähigkeit, der Affektivität, des Temperaments und Willens mehr als „Randsymptome" auftreten.

In der **Presbyophrenie** d. h. in dem, was die Mehrzahl der heutigen Forscher unter dieser Bezeichnung verstehen, haben wir ja (worauf ich 1921 hingewiesen habe) das senil-amnestische Syndrom in gewisser Reinkultur vor uns, während die sogenannte *einfache (unkomplizierte) senile Demenz* die Verknüpfung jenes mit einer weitgehenderen mnestisch-intellektuellen Schwäche, vor allem der geistigen Regsamkeit, in die gar oft die Folgeerscheinungen seniler Seh- und Hörschwäche eingehen, und gewissen, vor allem dem Schizoiden nahestehenden, Abwegigkeiten des Charakters bildet. Die Mehrzahl der Forscher (nach *Wernicke* z. B. *Kraepelin* und *Bumke*) haben nun die Presbyophrenie als eine Verlaufsform der senilen Demenz angesprochen, nämlich die Auffassung vertreten, daß sie nur die *Vorstufe* der letzteren darstelle. Dem hat *Bostroem* unter der Begründung widersprochen, daß seine Fälle bis zu ihrem Tode jenes Bild in ziemlicher Reinheit geboten hätten. Aber demgegenüber ist doch wohl geltend zu machen, daß einige seiner Kranken eben doch schließlich teils ausgesprochen urteilsschwach, teils paranoid wurden, und vor allem, daß der größere Teil von ihnen entweder zu früh starb oder zu kurz beobachtet wurde, als daß die Annahme genügend widerlegt wäre, sie seien eben *vor* Eintritt eines richtigen Greisenblödsinns zugrunde gegangen. Wie dem aber auch sei, eines darf wohl angenommen werden, auch wenn genügend gründliche diesbezügliche Nachforschungen noch nicht angestellt worden sind: Die *einfache* Involution des Hirns *allein* geht nur mit einer einfachen Abschwächung aller psychischen Funktionen einher, ausgesprochene *affektive und andere Psychosen* gehören aber nicht zum Bilde derselben. Wenn solche zu Beginn oder im weiteren Verlauf, selten gegen das Ende in Erscheinung treten, liegen irgendwelche Komplikationen aus dem Bereich der endogenen Formenkreise oder der exogenen Reaktionstypen vor. Wir können das etwa so ausdrücken: Ähnlich wie

Gehirn überhaupt nicht in einem Maße zu beanspruchen brauchen, daß selbst schon von einem relativen Aufbrauch der trophischen Energie des Hirns gesprochen werden könnte.

bei der progressiven Paralyse, so gibt es auch bei der sogenannten einfachen senilen Demenz Fälle, die unter Charakterveränderungen still verblöden, und andere, die auf dem Wege zur Verblödung alle möglichen psychotischen Syndrome, dysthyme, paranoide, halluzinatorische, delirante und andere bieten, ohne daß bislang auch nur bei einer kleinen Zahl solcher Fälle auf Grund umfassender und allseitiger Untersuchungen psychopathologischer, internistischer, genealogischer und anatomischer Art gesagt werden könnte, wie diese Unterschiede zu erklären sind. Vieles spricht dafür, daß bei der Mehrzahl derselben konstitutive Faktoren, voran aus dem zirkulären und schizophrenen Formenkreis, insbesondere Legierungen aus ihnen, verantwortlich zu machen sind. Aber sicherlich wohl sind ein Teil jener zusätzlichen Züge, insbesondere aus dem oneiriden und deliranten Syndromenkreis als im *Bonhoeffer*schen Sinne exogene Reaktionen auf heute noch nicht erfaßte Stoffwechselvorgänge des vergreisenden Organismus zu deuten.

Bostroem hat für die *Presbyophrenie* geltend gemacht, daß die schon von *Kraepelin* betonte Erhaltung der affektiven Lebendigkeit und Attenz, die für diese Form kennzeichnend ist, aus einer sthenisch-syntonen (bzw. wie *Luxenburger* es neuerdings nennt „synthymen") Persönlichkeitsanlage stammt, die „die Kranken vor den durchschnittlichen Auswirkungen der Alternsvorgänge im Gehirn, vor Verfall in Stumpfheit und Demenz, bewahrt". Man würde dann wohl das Sthenische als sozusagen besonders penetranten und zähen Vitalitätsfaktor und das Synthyme mehr im soziologischen Sinne als im Wesen des Betreffenden tief verankerte Gemeinschaftzugewandtheit zu kennzeichnen haben. Gewiß hat eine solche Auffassung viel Ansprechendes und man könnte ihr die andere an die Seite stellen, daß eine schizoide, bzw. dystym — autistisch — asthenische oder eine hypoparanoide, vielleicht auch eine epileptoide Anlage für die anderen Formen der senilen Demenz, die einfache, die gereizte, die mißtrauisch-wahnhafte u. a. als nosoplastischer Faktor in Betracht kämen. Gerade bezüglich der Presbyophrenie könnte man aber auch geltend machen, daß hier eine, wenn nicht hypomanische, so doch sthenisch-synthyme Konstitution sich bis ins hohe Alter erhalte, zu der dann eine nicht allzusehr über den Durchschnitt hinausgehende und darum nicht besonders durchschlagskräftige Gedächtnisschwäche, eben in Form der vorwiegenden Merkstörung, hinzukomme, über deren Folgen die hypomanische Redefreudigkeit und Phantasielebendigkeit — in Form der Konfabulationen — hinwegtäuschten. *Bostroem* selbst erwägt mit Recht aber auch andere Deutungsmöglichkeiten, so etwa die, daß eine bereits beginnende Demenz dadurch verdeckt wird, daß die Kranken kraft ihrer hypomanischen Eigenart in der Lage bleiben, über ihre Mängel hinwegzutäuschen, oder daß die Presbyophrenen von Haus aus intellektuell besser veranlagt sind als diejenigen, die ausgesprochen senil dement werden, bzw. daß sie sich geistig von jeher besonders gut durchsetzen konnten, hält aber die erstgenannte Erklärung für die befriedigendste. Mir scheint es aber doch notwendig, einen größeren Krankenbestand als denjenigen *Bostroems* (11 Fälle!) daraufhin zu untersuchen, ob nicht bei bestimmten Fällen die anderen Deutungen zutreffender sind. Vor allem dürfte meines Erachtens die von ihm bevorzugte Auffassung kaum die schon von früheren Autoren (z. B. *Runge*) betonte Tatsache erklären, daß die Presbyophrenen ganz überwiegend häufig (bei *Bostroem* $^{10}/_{11}$) Frauen betraf. Kraft, Energie und Widerstandsfähigkeit als in einem langen Leben durchschlagende Faktoren wird man aber doch wohl kaum nur dem weiblichen Geschlechte zuerkennen dürfen. Es darf daher die Frage nicht ganz unterdrückt werden, ob *Bostroems* Auffassung nicht durch Besonderheiten seines Krankenbestandes (soziologische, stammesmäßige und ähnliche Momente) mitbestimmt ist.

Betrachtet man die Presbyophrenie ohne weiterreichende Erklärungsversuche als einen der so zahlreichen Sonderfälle von Disharmonie der senilen Involution der verschiedensten Teile des Organismus in dem früher ausführlich dargelegten Sinne, so lautet für sie die Formel: Vorzeitiger Abbau des Gedächtnisapparates, durchschnittliche, unter Umständen verspätete Rückbildung von Intelligenz, Affektivität und Willenstätigkeit bei ausgesprochen syntonen Persönlichkeiten. Über das Warum gerade dieses Arrangements wissen wir zur Zeit kaum etwas.

Ich habe die Presbyophrenie sozusagen als Demonstrationsmodell, als Modell, an dem sich die heutigen Fragestellungen hinsichtlich Ursachen, Entstehungsbedingungen und Aufbau der psychischen Krankheiten des eigentlichen Greisenalters besonders deutlich aufzeigen lassen, gewählt. Ich hätte fast ebensogut die sogenannte **Alzheimersche Krankheit** wählen können, die mit der Presbyophrenie (und im Gegensatz zum Greisenblödsinn) die verhältnismäßig langfristige Erhaltung der affektiven Ansprechbarkeit gemein hat, während sie in Hinsicht auf die psychomotorische Außenseite entfernt an gewisse verwirrte Manien erinnert, ihrem Verlaufe nach aber rasch einsetzenden chronischen Herdparalysen ähnelt. Deswegen hat ja wohl auch *Creutzfeld* von ihr gesagt, sie verhalte sich zum einfachen Greisenblödsinn wie die Herdparalyse zu der einfach dementen Paralyse. Gegen ihre Einordnung in die senile Demenz, wenn auch als eine Sonderform derselben, für die bekanntlich *Alzheimer* selbst eingetreten ist, hat man vor allem den viel früheren Krankheits*ausbruch,* der durchschnittlich zwischen das 52. und 63. Lebensjahr fällt, in einem Falle von *Kufs* sogar einmal auf das 28. Jahr fiel, und weiter die Beobachtung geltend gemacht, daß unter Umständen der übrige Körper solcher Kranken auch pathologisch-anatomisch keine Zeichen der Vergreisung aufweist, selbst wenn im Hirn die auch bei der senilen Demenz vorliegende und bei ihr nur in anderer Ausprägung auftretende Trias: diffuse Atrophie, Drusen und Fibrillenveränderungen voll ausgeprägt ist *(Kufs)*. Aber beides sind meines Erachtens keine durchschlagenden Gegengründe gegen die Auffassung, daß „der *Alzheimer*" eine, wenn auch sicher in ihrem Aufbau verwickeltere, senile Demenz darstellt. Denn wenn die Involution vorwiegend in der erblichen Anlage begründet ist, so müssen wir a priori bei komplizierten Leiden mit atypischen Manifestationsterminen rechnen; und zweitens wäre das Ausbleiben der Rückwandlung des gesamten übrigen Körpers einschließlich der Gefäße und auch derer des Hirns bei diesen Kranken im Sinne eines Senium praecocissimum des Gehirns mit unseren neueren Anschauungen über die „Heterochronie der Involution“ *(J. Bauer)* sehr wohl vereinbar, welche besagt, daß die „Harmonie der Involution“ *(Ingvar)* das gleichmäßige Altern aller Organe, bzw. Gewebe in der Weise gestört werden kann, daß die Rückwandlung eines Organs, Gewebes oder Systems derjenigen aller übrigen um Jahre bis Jahrzehnte vorauseilt. Unstimmigkeiten in bezug auf Eintritt, Ablauf und Stärke derselben machen ja gerade das Wesen der pathologischen Involution aus, die die Natur in den mannigfachsten Variationen uns in unseren Krankheitsfällen vor Augen führt. Mir scheint derzeit die Auffassung am nächsten zu liegen, daß der *Alzheimer*schen Krankheit eine innerhalb des Körpers allein das Gehirn betreffende Rückwandlung aller seiner Gewebe mit Ausnahme der Gefäße zugrunde liegt, die aus erblicher Anlage heraus sich außerordentlich — um etwa 30 Jahre! — verfrüht und zugleich überstürzt vollzieht (Involutio hereditaria cerebri totalis electiva antecipita acutissima). Die *isolierte* Involution des Gehirns würde es auch erklären, daß diese Kranken nach Vollendung derselben gleichwohl noch körperlich unversehrt viele Jahre am Leben bleiben.

Und nun muß eine weitere Krankheit hier kurz beleuchtet werden, die zwar praktisch nicht wichtig ist, — denn selbst mit dem soeben besprochenen **„Alzheimer“** mit dem sie in der Irrenstatistik zusammengespannt ist, entfallen nach letzterer auf sie in den Kliniken auf 1000 psychische Kranke nur 3, in den Anstalten auf 10000 nur 8 davon Befallene, und selbst in diesen Fällen ist die Diagnose meistens nicht durch den entscheidenden anatomischen Befund sichergestellt —, der aber für die Erkenntnis des Wesens der seelischen Alternserkrankungen eine grundlegende Bedeutung zukommt. Ich meine die **Picksche Krankheit.** Ihre Erforschung (voran durch *Gans* und *Spatz, v. Braunmühl, Grünthal, Stertz, Carl Schneider, Korbsch* u. a.) hat nach meinem Ermessen einen der wichtigsten Fortschritte gebracht, den wir in der letzten Zeit zu verzeichnen haben. Man stelle sich kurz die wesentlichsten Daten vor Augen: Von *Pick* (1906) als eine Sonderform der senilen Demenz angesehen und von *Alzheimer* auf eine durch senile Gefäßstörungen hervorgerufene Atrophie des Vorderhirns bezogen, ist dem Leiden allmählich im System der psychischen Krankheiten ein ganz anderer Platz zugewiesen worden, als dieser Auffassung entspricht: Weder beruht es auf irgendeiner Gefäßerkrankung noch auf einem im üblichen Sinne (siehe später!) senilen Prozeß; vielmehr gehört es nach unserem heutigen Wissen — trotz seiner Ähnlichkeit in bezug auf klinisches Bild und Verlauf teils mit dem „Alzheimer“, teils mit der progressiven Paralyse — zu den reinsten erblichen Entartungsprozessen bestimmter Neuronenverbände des Zentralnervensystems; es stellt also eine erbliche Krankheit dar, die nur dadurch den Anschein einer senilen oder „präsenilen“[1] Hirnerkrankung gewinnen konnte, daß der Ausbruch desselben — wir

[1] Vgl. unten S. 18.

sagen: sein Manifestationstermin — in die *Zeit* der Rückwandlung, nämlich in die Jahre zwischen 40 und 60, fällt. Damit rückt die *Pick*sche Krankheit aus der Gruppe der eigentlichen, bzw. im bisherigen Sinne involutiven Erkrankungen heraus in eine erbliche Gruppe von organischen Hirnkrankheiten, welche regelmäßig mit psychischen Störungen einhergehen und bisher nur durch die *Huntington*sche Krankheit vertreten war, mit der sie übrigens auch die Dreigliederung der progressiven Alternanz gemein hat: den Beginn ohne jede erkennbare äußere Ursache, bzw. Anlässe mit Charakterveränderungen vor allem in bezug auf Gesinnung und Gesittung (um mit *Kleist, Meynert, de Crinis* zu sprechen), das Fortschreiten zu psychomotorischen Störungen, insbesondere solchen der Sprache, und schließlich den Ausgang in eine (bei ihr hochgradige) Verblödung. Nun hat besonders *Spatz* darauf hingewiesen, daß es sich hierbei um den elektiven Schwund jener Neuronensysteme im Vorderhirn handelt, die das Substrat der höchsten seelischen Funktionen des Menschen bilden. Die Einordnung „des Pick“ in *mein* vorläufiges System der erblichen Erkrankungen des Nervensystems, die ich vor mehreren Jahren (im Handbuch der Neurologie) vollzogen habe, nämlich unter die nekrohamartotischen Systemerkrankungen (wie sie *Bielschowsky* nicht ganz glücklich genannt hat, weil „*ἁμαρτάνω*“ nur so viel wie „Abirrung“ bedeutet), unter diesen aber unter den „einfachen Degenerationen“, d. h. den Erkrankungen, die einzig und allein auf einem reinen Schwund bestimmter Neurone bestehen, hat die Anerkennung von hirnanatomischer Seite gefunden: von *Spatz,* der den „Pick“ mit dem „Huntington“, der *Strümpell*schen spastischen Spinalparalyse und anderen, die im Gegensatz zu den beiden ersteren sich aus durchsichtigen Gründen im allgemeinen nicht in psychischen Störungen äußern, als „systematische Atrophien des Zentralnervensystems“ zusammenfaßt.

Die Berechtigung hierzu ergibt sich auch aus *genealogischen* Ermittlungen, die wenigstens bei den gründlich in dieser Beziehung durchforschten Fällen eine dominante Vererbung ergeben haben, was ja ebenfalls für die oben genannten Leiden kennzeichnend ist. Weitere Untersuchungen werden diese Auffassung noch zu stützen haben; vereinzelte Einwände gegen sie etwa in dem Sinne, daß exogene Faktoren eine Rolle spielten, scheinen mir bislang viel zu wenig begründet; ich erinnere nur daran, daß ja auch bis in jüngere Zeit hinein immer mal wieder auch gegenüber der Schwesterkrankheit des Pick, eben dem Huntington, solche Anschauungen vertreten wurden, ohne daß dadurch irgendwie die rein erbliche Verursachung derselben in Frage gestellt worden wäre.

In diesem Zusammenhange muß ich vom Standpunkt des *Pathobiologen* auf eine *merkwürdige Tatsache* hinweisen, die uns vielleicht im Verständnis dieser eigenartigen Erkrankungen weiterführen kann: Ordnet man die erblichen Erkrankungen, die ich in meiner Einteilung unter die **einfachen Degenerationen** — und zwar nur diese, nicht die mit spezifischen Zell- oder Markdegenerationen einhergehenden! — zusammengefaßt habe. nach ihrem durchschnittlichen Manifestationstermin, so ergibt sich eine überraschende Staffelung von den ausschließlich spinalen Neuronensystemen über die des Hirnstamms und Kleinhirns zu denen des Großhirns, besonders des Vorderhirns. Liegt die *durchschnittliche Ausbruchszeit* z. B. des „Strümpell" zwischen dem 2. und 18., des „Friedreich" zwischen dem 4. und 25., des „Nonne-Marie" zwischen dem 33. und 60., des „Huntington" zwischen dem 35. und 55., so die des „Pick" zwischen dem 40. und 60. Lebensjahr. Und noch eine weitere Auffälligkeit zeigt sich dabei: Die im Groß- und Kleinhirn lokalisierten unter diesen Erbleiden werden dominant vererbt, die im Rückenmark lokalisierten aber — der „Friedreich" und die spinale Myatrophie — recessiv. Stellt man sich nun mit *Spatz* diese „systematischen Atrophien" als Biatrophien in dem Sinne vor, daß es hierbei infolge einer von der Sippe überkommenen Fehlanlage, d. h. aus mangelnder innerer Lebenskraft zu einer sehr vorzeitigen Selbstauflösung des betreffenden Neurons innerhalb eines sonst normal lebenskräftigen Organismus kommt — dies ganz unabhängig davon, ob (wie ich es vor Jahren eingehend dargelegt habe) der Träger dieser Anlage unter den günstigsten Lebensbedingungen steht oder dies sein System infolge der Anforderungen seines sozialen Lebenskreises sehr stark beansprucht, so sieht es also so aus — ich stelle dies heute nur als einen heuristischen Gedanken heraus —, als ob der reine Lebensschwund der Neurone in der Ontogenese, d. h. innerhalb der Entwicklung des Einzelindividuums, um so früher erfolgt, je älter das Neuron in der Phylogenese, d. i. in der Stammesgeschichte ist. Es läge dann also ein *Prinzip* vor, das in gewisser Beziehung an den Gedanken des *biogenetischen Grundgesetzes* erinnert, sozusagen einen pathologischen Fall desselben darstellt.

Aber noch einen Ausblick von meines Erachtens grundlegender Bedeutung hat die Erforschung des „Pick" geliefert, nämlich wiederum durch *Spatz.* Dieser urteilt etwa folgendermaßen: Wenn das Gehirn bei *Pick*scher Krankheit grundsätzlich alle die histologischen Merkmale vermissen läßt, die, von der Atrophie abgesehen, seit Jahrzehnten als die besonderen Kennzeichen der senilen Hirnatrophie angesehen werden (nämlich Drusen und *Alzheimer*sche Fibrillen), so stellt eben der ganz allmähliche Schwund bestimmter Neuronensysteme in späteren Lebensaltern, der von innen heraus und ohne von außen kommende Schädigungen vor sich geht, einen Aufbrauch aus innerer Lebensschwäche dieses Systems dar, bedeutet somit einen Alternsvorgang schlechthin. Dieser Prozeß unterscheidet sich von dem „gewöhnlichen" Altern von Geweben innerhalb des Hirns durch die Ausdehnung auf einen einzigen Funktionsträger in der großen Gemeinschaft solcher, weiterhin durch das Ausbleiben gewisser geweblicher „Neubildungen" (der Drusen und Fibrillenveränderungen, bzw. nach von *Braunmühl* von kolloidalen Fällungs- und Quellungserscheinungen) innerhalb der Hirnsubstanz, welche für das „physiologische" Altern bis zu einem gewissen Grade kennzeichnend sind, und schließlich durch das ungewöhnlich frühe und rasche Auftreten dieses Alterns bei einer verschwindend kleinen Zahl von Sippen einer Bevölkerung. Elektives Senium praecox eines einzigen Neuronensystems elektiv innerhalb einer Bevölkerung wären also die Eigentümlichkeiten dieser Sondergruppe von Alternsleiden.

Auf den ersten Blick erscheinen hier die Dinge geradezu auf den Kopf gestellt, denn bei solcher Auffassung wird der „Pick" zur *reinsten* Alternskrankheit des Vorderhirns, wie der „Huntington" diejenige des Striatum bildet, die senile Demenz aber zu einer komplizierten Erkrankung des Seniums gestempelt — zu einer Erkrankung, die möglicherweise gar nicht allein auf einer Involution von cerebralen Neuronen beruht, sondern auf Stoffwechselstörungen im Hirngewebe, die vielleicht Rückwandlungsvorgängen außerhalb desselben ihre Entstehung verdanken. Man sieht: Von der *Pick*schen Krankheit her wird hier das Problem des Alterns im Hirn überhaupt an der Wurzel gepackt und, wenn die Anschauung von *Spatz* richtig ist, unsere gesamte Auffassung der psychischen Alternskrankheiten revolutioniert, — Grund genug, dieser Frage die allergrößte Beachtung zu schenken und ihr mit allen Mitteln zu Leibe zu rücken. Damit wird aber auch die beliebte Bezeichnung des „Pick" wie des „Alzheimer" als „präsenile Demenz" hinfällig.

In diesem Zusammenhang muß ich noch kurz auf das Beiwort **„präsenil"** eingehen. Die Tatsache, daß es sehr häufig im psychiatrischen Schrifttum, aber kaum in einem anderen Fache der Medizin angewendet wird, muß den Eindruck erwecken, als ob es im Bereiche der *psychischen* Krankheiten solche gäbe, die auf körperlichem Gebiete nicht vorkommen, eben die präsenilen.

Eine Durchsicht des Schrifttums ergibt nun, daß recht verschiedene Krankheitszustände so benannt werden, und zwar vom einen Autor diese, vom anderen jene, und organische ebenso wie funktionelle. Ich nenne die „präsenile Demenz" (*Pick*sche und *Alzheimer*sche Krankheit), den „präsenilen Beeinträchtigungswahn", den „präsenilen Begnadigungswahn" und schließlich den „präsenilen Dermatozoenwahn", den im Vorjahr ein schwedischer Kollege *(Ekbom)* herausgestellt hat, um zu kennzeichnen, daß besonders Frauen zwischen dem 30. (!Ref.) und 57. Jahr dem Wahn, Tierchen auf der Haut zu haben, verfallen.

In Wirklichkeit ist die Bezeichnung „präsenil", wie ich schon 1921 dargelegt habe, ein „Verlegenheitsausdruck" *(Kihn)* für ein „asylum ignorantiae", und zwar für jene Zustände, die in den Jahren nach dem Klimakterium, aber vor der „abgestempelten" Zeit des Greisenalters auftreten, und bei denen man annimmt, daß sie ursächlich weder auf das Klimakterium, noch auf das Senium, noch auf Hirnarteriosklerose zu beziehen sind.

„Präsenil" an sich kann verschiedenerlei bedeuten:

1. Nimmt man die Präposition „prae" im chronologischen Sinne, so würde praesenil (etwa analog der Bezeichnung „Präsklerose") *Vorstufe* oder *Initiale* der

ausgesprochenen senilen Rückwandlung bedeuten. Präsenil wären dann Störungen, welche den bekannten Merkmalen der senilen Veränderungen unähnlich sind, aber doch schon den Ausdruck solcher darstellen. Präsenium wäre der erste, wie das Senium der zweite Teil der Involution eines Organes. Solange wir, abgesehen von dem Primat des Ovars, aber nichts sicheres über eine physiologische Gesetzmäßigkeit der Reihenfolge des Abbaus der einzelnen Organe und Systeme im Körper wissen, etwa so, daß regelmäßig auf den des „Anführerorgans" Ovarium regelmäßig derjenige des Hirns oder bestimmter anderer Organe und zuletzt der des letzteren folgt, steht die ganze Unterscheidung in der Luft.

Im besonderen könnte der Ausdruck „präsenil" zur Kennzeichnung jenes Stadiums der Rückwandlung angewendet werden, in dem zwar schon gewisse geistige oder seelische Mangelmerkmale derselben auftreten, diese aber durch die noch gut erhaltene Kompensationsfähigkeit in dem oben besprochenen Sinne ausgeglichen werden können. Das Senium wäre dann das Stadium, in dem letzteres nicht mehr möglich ist. „Präsenil" bedeutete danach soviel wie Kompensations*notwendigkeit bei gut erhaltener Kompensationsfähigkeit,* senil erstere ohne letztere. So sinnvoll nun eine solche Unterscheidung an sich ist, gegenüber den meisten psychischen Krankheitszuständen der späteren Lebensalter läßt sich mit ihr nichts anfangen.

2. Kann „präsenil" den Sinn haben, daß irgendein Organ, in der Psychiatrie voran das Hirn, *vorzeitig,* unter Umständen überstürzt der Rückwandlung verfällt, also mehrere oder viele Jahre vor irgendeinem anderen Teil des Organismus. Dann würde „präsenil" so viel heißen wie Senium praecox partialis als Ausdruck einer Heterochronie der Involutionen der verschiedenen Körperabschnitte oder -gewebe. Ein solcher Zusammenhang wäre z. B. bei jenen Fällen gegeben, die *Fünfgeld* frühsenile nennt: *im* Klimakterium auftretende ängstliche Melancholien bei Frauen, die nach kurzer Dauer derselben an Lungenembolie oder dergleichen starben, zahlreiche Frühformen von Drusen zeigten, dabei aber keine Arteriosklerose aufwiesen. Wenn Drusen untrügliche Zeichen des Seniums sind, so beruhten sie auf verfrühter Hirninvolution, könnten also als präsenil in diesem Sinne bezeichnet werden. Dasselbe gilt aber für die anderen von *Fünfgeld* den ersteren als „Involutionspsychosen" gegenübergestellten Fälle, die in gleicher Form viele Jahre nach der Menopause erkrankten und trotz ihres höheren Alters keine Drusen, dafür aber die anderen involutiven Hirnveränderungen und eine allgemeine Körpersenescenz boten. Weitere Untersuchungen müssen lehren, wie weit sich die Anschauungen *Fünfgelds* verallgemeinern lassen.

Aber auch wenn dies der Fall sein sollte, so zeigt doch gerade dies Beispiel, daß die Anwendung des Wortes „präsenil" nur Verwirrung zu stiften geeignet ist. Tatsächlich ist es aber auch wohl überflüssig, nachdem die *Pick*sche und *Alzheimer*sche Krankheit, ebenso wie die „präsenilen Wahnbildungen" inzwischen ihren nosologischen Platz erhalten haben, und die dann noch bleibenden Krankheitsfälle, die zwischen dem 55. und 70. Jahre ausbrechen, ohne anderweitig eingeordnet werden zu können, durch die allgemeine Bezeichnung „unklare Krankheitsfälle in der mittleren Involutionszeit" viel besser gekennzeichnet werden. Aus all diesen Gründen empfiehlt es sich daher, die Bezeichnung „präsenil" ganz fallen zu lassen.

Ich habe bisher diejenigen Zustände beleuchtet, die schicksalsmäßig am Ende der Rückwandlung der psychischen Persönlichkeit in Erscheinung treten.

Man hat aus der Tatsache ihres Vorkommens den Satz abgeleitet: Senectus ipsa morbus; mit welchem Recht man hier von Krankheiten sprechen darf, soll hier nicht weiter erörtert werden. Immerhin lehren sie uns eine der merkwürdigsten *Gesetzmäßigkeiten der menschlichen Naturgeschichte* kennen: daß nämlich im Grunde der Mensch geistig und seelisch mehr noch als körperlich sich dem Bilde angleicht, das er bietet, wenn er in sein individuelles Einzeldasein eintritt: Der Greis geht, wie schon den Alten aufgefallen ist, in ein Schlummerdasein ein, das demjenigen Neugeborener sehr weitgehend ähnelt, beide verbringen die Mehrzahl der Stunden des 24stündigen Tages in einem schlafähnlichen Zustand, aus dem sie nur durch starke Reize erweckbar sind, und auch in bezug auf die Körperhaltung, die allgemeine Hilflosigkeit u. dgl. m., bestehen zahlreiche Übereinstimmungen. Wenn wir somit eine Kurve des individuellen Geistes- und Seelenlebens entwerfen, werden wir dem Rechnung tragen müssen, d. h. sie als eine Linie darzustellen haben, deren Anfang und Ende nahe beieinander liegen.

Die senile Demenz bildet den Endzustand des auf der senilen Rückwandlung beruhenden Versagens aller psychischen Fähigkeiten und Tätigkeiten. Welche Zustände — so müssen wir nunmehr fragen — werden durch die **beginnende Rückwandlung** des Körpers und vor allem des Gehirns hervorgerufen?[1] Aus dem, was ich in der Einleitung ausgeführt habe, geht ohne weiteres hervor, daß diese Frage einheitlich überhaupt nicht beantwortet werden kann. Bestenfalls nicht einmal bezüglich der Rückwandlung eines bestimmten einzelnen Organs oder Gewebes läßt sich der Beginn derselben ungefähr so genau festlegen, wie etwa der von Herbst oder Winter, dessen Abweichungen vom astronomischen Datum bekanntlich bis $^2/_3$ eines Jahresviertels betragen und „individuell", d. h. von Jahr zu Jahr schwanken. Hinzukommt, daß alle Entscheidungen über den durchschnittlichen Zeitpunkt des Eintrittes der Rückwandlung (als der mittleren Quote aus den entsprechenden Vorgängen aller Teile des Körpers) ja nach der sinnfälligsten orientiert sind, nämlich der des Eierstockes, dem Klimakterium des Weibes. Beim Manne dagegen fehlt jener biologische Orientierungspunkt hierfür, und wenn man seit *Mendel* (1911) von einem *„Climacterium virile"* spricht, so muß man sich darüber klar sein, daß man sich hierbei auf einen Analogieschluß stützt, der einen schwachen Punkt hat, nämlich die Verschiedenheit der biologischen Vorgänge bei Mann und Weib innerhalb jener Lebensstrecke, in welche die Übergangsjahre des letzteren fallen (die man nicht sehr glücklich „Wechseljahre" zu nennen pflegt).

Da die Psychiatrie das einzige Fachgebiet der Medizin (einschließlich der Frauenheilkunde) ist, in dem von *„klimakterischen Krankheiten"* die Rede ist, bedarf die Frage nach der Berechtigung, solche aufzustellen, steter Nachprüfung. Jedenfalls werden wir uns darüber nicht hinwegtäuschen dürfen, daß angesichts des eben genannten Tatbestandes schon sehr gewichtige Gründe vorhanden sein müssen, wenn wir solche anerkennen sollen, — dies um so mehr, als ja von *Mendel* der Begriff des

[1] Auf die arteriosklerotischen Störungen gehe ich nicht ein, da sie Gegenstand des Berichtes von *Bostroem* sind.

Climacterium virile unverkennbar zunächst rein induktiv, d. h. in Analogie zu den Übergangsjahren des Weibes aufgestellt wurde, und von dem letzten Bearbeiter der Frage, *Hoche* (1928), abgelehnt worden ist.

Nachdem der Satz, den *Bleuler* 1915 aufgestellt hat: Die normale Matrone ist mehr als 2 Jahrzehnte noch ein leistungsfähiger und für die Familie wichtiger Mensch, bislang durch nichts erschüttert worden ist, läßt sich wohl kaum bestreiten, daß die Grundlagen für die Aufstellung von Psychosen, deren wesentliche Ursache im **Climacterium femininum** als solchem liegen, von vornherein sehr schwach sind. Jedenfalls nötigt die Feststellung, daß von den 10—12 Millionen jenseits des 45. Jahres stehender weiblicher Personen, welche im Deutschen Reich leben (1938 waren nicht weniger als 8,6 Millionen unter diesen als erwerbsfähig gemeldet!) jährlich nur ein paar Tausend[1] in den Übergangsjahren erstmals (bzw. scheinbar erstmals!) psychisch erkranken, von vornherein zu dem Schluß, daß bei ihnen eine ganz ungewöhnliche Bereitschaft zu solchen Erkrankungen vorhanden sein muß, sofern nicht der andere Nachweis gelingt, daß bei ihnen ein pathologisches Klimakterium vorliegt.

Da den entscheidenden Faktor die Rückwandlung der Eierstöcke und insbesondere der Schwund des Follikelapparates bildet, kann ein *pathologisches Klimakterium* nur dann anerkannt werden, wenn es gelingt, irgendwelche krankhaften Veränderungen gerade dieses Vorganges oder der unmittelbaren Folgen derselben für den übrigen Körper einschließlich des Hirns nachzuweisen. Nach den allgemeinen Regeln der Ursachenlehre genügt für die Anerkennung einer ausschließlich durch die Rückwandlung des Eierstockes verursachten Psychose nicht die (allzu bequeme) Feststellung, daß dieselbe erstmals um die Zeit des Aufhörens der Monatsregel auftritt, sondern ein „propter hoc", d. h. ein innerer Zusammenhang muß nachgewiesen werden.

Zu diesem Zweck müßten folgende Forderungen erfüllt sein: 1. Neben der sicheren Feststellung des zeitlichen Zusammenfallens von Klimakterium und Psychose der Nachweis, daß diese nach der endgültigen Menopause innerhalb einer nicht allzu langen (individuell natürlich verschieden langen) Frist allmählich wieder abklingt. 2. Der Nachweis spezifischer Züge nicht nur im psychischen, sondern auch im körperlichen Bild. Hierzu gehört naturgemäß auch die Feststellung, daß gleiche oder ähnliche Bilder in früheren Lebensjahren nicht vorkommen. 3. Der Nachweis, daß irgendwelche andersartige Ursachen bei diesen scheinbar erstmals im Klimakterium auftretende Psychosen keine oder keine wesentliche Rolle spielen. Zu solchen anderweitigen Ursachen würden auch pathologische (etwa vorzeitige) Rückwandlungen einzelner oder mehrerer anderer Organe als des Eierstockes, etwa von Hirn, Gefäßen, Hypophyse, Nebenniere u. dgl. gehören; denn in solchen Fällen läge eben keine klimakterische, sondern eine „pluriinvolutive" Psychose vor

[1] Eine Statistik hierüber liegt leider nicht vor.

(bzw. eine klimakterische nur dann, wenn erwiesen würde, daß diese pluriglanduläre Störung eine Folge des Eierstockausfalls ist). Es kann nun heute nicht anerkannt werden, daß bislang diese Forderungen auf Grund der Beobachtung bei genügend gründlich durchforschten Fällen erfüllt seien.

Bevor ich in eine kritische Besprechung der *einzelnen Formen der als klimakterische gedeuteten Psychosen* eintrete, sei festgestellt, daß dieselben Krankheitszustände auch bei Männern beobachtet wurden, z. B. von *Jacobi* bei solchen zwischen dem 30. und 40., von *Mauz* bei solchen zwischen dem 45. und 55. Lebensjahr. Andererseits muß geltend gemacht werden, daß bisher keiner der Forscher, welcher sich eingehend mit den im Klimakterium Erkrankten beschäftigt hat, am gleichen Krankenbestand vorurteilslos in gleicher Weise ähnliche Bilder durchforscht hat, die bei Frauen in früheren Lebensjahren, etwa zwischen dem 25. bis 40. Jahr, auftreten. Es fehlt also an zureichenden Vergleichsbildern.

Ein *pathologisches Klimakterium* läge vor, wenn die letzlich ja als senile aufzufassende Atrophie des Eierstockes ungewöhnlich frühzeitig oder ungewöhnlich rasch, unter Umständen geradezu überstürzt eintritt oder wenn andererseits die entscheidenden Rückwirkungen derselben auf die zum Eierstock in engerer Korrelation stehenden inneren Drüsen ungewöhnlich stark oder sonstwie erheblich gestört sind. Nichts von alledem läßt sich bei den angeblich klimakterischen Psychosen nachweisen. Weder findet sich hier häufiger als bei geistig gesund bleibenden Frauen ein Climacterium praecox oder acutissimum, wie umgekehrt Frauen mit vorzeitigem Klimakterium (soviel nach dem allgemeinen Eindruck geschlossen werden kann) durchaus nicht häufiger seelisch erkranken als solche, bei denen der Übergang zur durchschnittlichen Zeit eintritt; noch trifft man wohl je in voller Ausprägung Zeichen einer krankhaft gesteigerten Hypophysen-, Nebennieren- oder Schilddrüsentätigkeit, wie sie uns in den Syndromen von *Cushing, Froehlich, Simmonds, Basedow* entgegentreten. Auch daß myxödematöse Veränderungen, also Zeichen einer verminderten Schilddrüsentätigkeit durch den „Wechsel" hervorgerufen werden *(Hoche)*, scheint mir mehr als fraglich; vermutlich handelt es sich in diesen Fällen um Veränderungen, die andeutungsweise schon vorher bestanden haben. Ausgesprochene Merkmale jener innerdrüslichen Störungen findet man bei geisteskranken Frauen gerade nicht im Klimakterium, sondern bei jüngeren Personen. Solche, die an vermeintlich klimakterischen Psychosen leiden, lassen sogar die durchschnittlichen Zeichen der innersekretorischen Folgen der normalen klimakterischen Wandlungsjahre, z. B. die hypophysär bedingte Zunahme des Fettpolsters, häufig vermissen. Andererseits hat sich gezeigt, daß die Prolanurie der Übergangszeit bei Gemütskranken aller Art zwischen dem 50. und 93. Jahre genau dieselbe ist wie bei Gesunden dieser Jahrgänge *(Österreicher)*. Eine nicht selten bei ihnen anzutreffende Magerkeit läßt sich andererseits aber fast stets nicht etwa auf eine durch den Eierstockschwund hervorgerufene hypophysäre Störung im Sinne der *Simmonds*schen Kachexie zurückführen, vielmehr ergibt hier die Vorgeschichte, daß es sich um eine konstitutionelle Eigenart, nämlich die Teilerscheinung einer von jeher bestehenden Leptosomie handelt. Aber auch letztere ist ja nicht spezifisch für die im Klimakterium geistig Erkrankenden. Denn zahlreiche Asthenische (Panasthenische, Arachnodaktyle u. a.) machen diese Zeit ohne jede Störung ihres seelischen Gleichgewichts durch; und wenn andererseits auch manche Frauen mit scheinbar klimakterischen Psychosen zweifellos einen früh gealterten Eindruck machen, 10—20 Jahre älter aussehen als sie wirklich sind, so ist demgegenüber geltend zu machen, daß wir ja täglich ebensolche Frauen sehen, die seelisch und geistig ganz gesund sind. Schließlich bestehen aber auch keinerlei Anzeichen dafür, daß der „innere Drüsenhaushalt", soweit er von den Eierstöcken beherrscht wird und für die seelischen Funktionen in Betracht kommt, bei solchen, die in der Übergangszeit geistig erkranken, von der Seite der letzteren her besonders leicht aus dem Gleichgewicht gebracht werden könnte. So ist mir z. B. kein Fall bekannt, daß eine Frau nur im Zusammenhang mit Geburt oder Wochenbett und dann nach Jahren nur noch im Klimakterium an einer Psychose erkrankt wäre.

Zusammenfassend muß man also feststellen, daß positive Hinweise auf ein pathologisches Klimakterium, das die einzige haltbare Grundlage für die Anerkennung echter klimakterischer Psychosen bilden würde, bislang auf körperlichem Gebiet nicht beigebracht worden sind.

Umgekehrt spricht mancherlei gegen die Annahme eines solchen Zusammenhanges: Zunächst ist hier die Tatsache zu nennen, daß auch die plötzliche Ausschaltung der Eierstöcke durch operative Entfernung derselben Jahre „vor der Zeit", welche ja in ihrer Wirkung einem Climacterium acutissimum praecox gleich käme, im allgemeinen nur dieselben nervösen (subjektiven) Beschwerden erzeugt, die sich bei vielen nervös-labilen Frauen einstellen, so wie andererseits ja auch bei Männern die Kastration nur ganz selten zu Psychosen führt (*Joh. Lange, Burmann* u. a.). Kommt es aber nach diesem Eingriff zu Psychosen, so treten diese meist längere Zeit danach auf und auch dann läßt die „Färbung" derselben erkennen, daß es sich um solche handelt, die ausschließlich aus einer von früher bestehenden abartigen Anlage auf psychischem und vor allem charakterlichem Gebiet erwachsen *(Altenkämper)*.

Weiter ist zu sagen, daß ja das *Klimakterium* überhaupt, wenigstens was die rein körperlichen Vorgänge dabei anlangt, als *krankmachendes Agens* allgemein außerordentlich überschätzt wird. Selbstverständlich soll nicht bestritten werden, daß sehr viele Frauen in den Übergangsjahren mancherlei nervöse Beschwerden haben, aber nicht einmal in ihrer wechselnden Gesamtheit dürfen sie als einigermaßen spezifisch für diese angesehen werden.

So hören wir in der nervenärztlichen Sprechstunde sehr häufig doch genau dieselben *Klagen* und, was noch wichtiger ist, sehen dieselben (objektiven) vasomotorischen und anderen neurovegetativen *Störungen* nicht bloß bei Jungfrauen, sondern auch bei Jungmännern. Ja wir haben in meiner Klinik die Feststellung gemacht, daß von der Gesamtzahl derer, die wegen mehr oder weniger derselben Klagen wie denen der Klimakterischen die Poliklinik aufsuchen, der größte Anteil auf Menschen zwischen dem 20. und 30. Jahre entfällt und fortschreitend kleinere Anteile auf die nachfolgenden Jahrzehnte. Und was die greifbaren körperlichen Erscheinungen einer gestörten „Neurovegetation" anbetrifft, so ist die Mehrzahl derselben so häufig bei nicht im oder am Klimakterium Befindlichen anzutreffen, daß von einer Spezifizität für die Übergangsjahre wirklich nicht gesprochen werden kann. Zum Beispiel findet sich die viel genannte *Blutdrucksteigerung* nach Feststellungen in meiner Klinik bei völlig gesunden und zu den schwersten körperlichen Leistungen fähigen Jungmännern zwischen dem 20. und 24. Jahr genau so wie bei Klimakterischen. Jedenfalls wäre erst durch über längere Zeitstrecken fortgesetzte Untersuchungen festzustellen, daß ein großer Teil letzterer eine dauernde Blutdrucksteigerung aufweist. Und wenn wir andererseits z. B. lesen, daß im Klimakterium neurotische *Ödeme* auftreten sollen, so handelt es sich ganz zweifellos um höchst seltene Fälle und vermutlich um Frauen, die von jeher eine entsprechende „allergische Disposition" aufwiesen.

Vor einer Überschätzung der möglichen negativen Folgen der klimakterischen Körpervorgänge für das psychische Gebiet sollte nun meines Erachtens aber auch die Tatsache bewahren, daß umgekehrt die Menopause auf Frauen, die Jahre vor dieser eine ausgesprochene Labilität im Körperlich-Nervösen oder Psychischen darbieten (auf Neuropathische, Psychopathische, Psychasthenische usf.) einen sehr *günstigen*, unter Umständen geradezu gesundmachenden *Einfluß* auszuüben pflegt. So haben Frauenärzte, voran *A. Mayer, E. Kehrer* u. a. darauf hingewiesen, daß Frauen, die jahrelang unter schwerer Dysmenorrhöe oder häufigen Genitalblutungen leiden, oder in ständiger Furcht vor Schwangerschaften („Tokophobie") leben, mit dem Aufhören der Monatsregel geradezu aufblühen und von dieser Zeit ab auch nervös und psychisch ins Gleichgewicht kommen. Ein bemerkenswertes Gegenstück hierzu, welches das Übergewicht des seelischen Faktors über den körperlichen aufzeigt, bildet eine Beobachtung *Fraenkels:* Frauen, scheinbar gebildeterer Kreise gerieten beim endgültigen Aufhören der Menstruation im Klimakterium dadurch in eine schwere Depression, daß sie jene fälschlich auf eine Schwangerschaft bezogen, die ihnen aus den verschiedensten psychologischen Gründen höchst unerwünscht war; die einfache Aufklärung brachte ihre Verzweiflung sofort zum Schwinden.

Wenn alle Frauenärzte, die sich mit solchen Fragen näher beschäftigt haben, dem Satz von *Wiesel* zustimmen, daß „jede Frau jene Form des Klimakteriums erlebt, die ihrer *Konstitution* entspricht", so ist nicht einzusehen, warum er nicht mutatis mutandis auch für die Neurosen und Psychosen im Klimakterium gelten sollte, zumal wenn wir ihn dahin ergänzen: „die ihrer Konstitution und ihrer ganzen Einstellung zum Leben, vor allem (mit *Erwin Kehrer*) ihrer psycho-sexuellen Verfassung in der dem Klimakterium vorangehenden Lebensstrecke entspricht." Zu dieser Einstellung gehört als sehr wichtiger Faktor: Was das Weib in diesen Jahren über die Wandlungsjahre weiß und denkt; vielleicht richtiger ausgedrückt: Was sie nicht weiß, aber denkt und vor allem, was sie im Präklimakterium von ihnen erwartet. Einsichtigen Frauenärzten ist seit längerem geläufig (wenn sie es auch nicht in der Sprache der Psychiatrie ausgesprochen haben), daß der wichtigste krankmachende Faktor in diesen Übergangsjahren nicht die Seneszenz der Eierstöcke ist, sondern der „Alpdruck der Wechseljahre" *(W. v. Hollander)*, die überwertige Idee der großen Gefahr dieses Überganges für das ganze weitere Lebensglück, anders betrachtet: Furcht, was kommen könnte und nach dem Gerede und Geschreibe über die vermeintlichen schädlichen Folgen des Eierstockschwunds für das ganze nervöse und psychische Befinden in vielen Fällen angeblich wirklich kommen wird. Viele psychische Ausnahmezustände im Klimakterium sind also reine Erwartungsneurosen auf Grund des Massenaberglaubens von der krankmachenden Wirkung der Übergangsvorgänge, und gewiß spielt auch bei manchen Psychosen im Klimakterium dieser erwartungsneurotische Komplex die entscheidende Rolle. Ich zweifle nicht, daß *Friederike Steltzner* (1929) durchaus recht hat, wenn sie von dem „Märchen des Klimakteriums" spricht[1], nur werden wir sagen müssen, dieser Ausdruck stellt den Sachverhalt psychologisch schief und nicht kraß genug dar, denn in jedem Märchen folgt nach eventuellem Gruseln die befreiende Lösung. Hier dagegen wird der Weiblichkeit (allein!) vor Augen gehalten, daß sie nach dem „Wechsel" irgendwie „erledigt" sei, nicht aber, daß mit der Menopause in der Hauptsache nur die Fortpflanzungsfähigkeit abgeschlossen ist. Wenn gar Ärzte *(Nemilow)* dem Klimakterium das schier unglaubliche Urteil gesprochen haben, es stelle die „biologische Tragödie der Frau" dar, und tagaus tagein Tausende und Abertausende von Ärzten ungefähr dieselbe Meinung ihren Kranken einimpfen, so wird man sich die Schädlichkeit der schleichenden Massensuggestion, unter der seit Jahrzehnten jede Frau einmal steht — und die psychisch labilen und empfindlichen natürlich ganz besonders! — gar nicht groß genug vorstellen können. Daß (worauf *Hoche* hingewiesen hat) das Klimakterium

[1] *Werner v. Noorden* (1936) spricht von dem „heillosen Unfug, der mit dem Ausdruck ‚Wechseljahre' getrieben wird, deren Überbetonung eine Kulturverirrung von seiten der Ärzte und Patientinnen ist".

allenthalben ein bevorzugter Gegenstand der Unterhaltung weitester Kreise ist, während die erlebnismäßig an sich doch wohl viel einschneidendere Menarche „mit diskreter Scheu behandelt" wird, verleiht naturgemäß dem Gespenst „Wechseljahre" eine unheimliche suggestive Gewalt.

Wenn in die Psychiatrie solche Gedanken bislang kaum Eingang gefunden haben, so liegt dies meines Erachtens an der allzu somatischen, scheuklappenhaft immer nur auf die Menopause gerichteten Auffassung vom Klimakterium und — erstaunlich genug für eine angewandte Seelenheilkunde! — an der Unterschätzung der Macht der seelischen Faktoren für die gesamte, und wahrscheinlich nicht bloß für die psychische, Persönlichkeit in den Jahren vor und in den „Wechseljahren" — ich sage: wahrscheinlich auch für die somatische Persönlichkeit, denn wenn wir auch heute noch nicht viel Sicheres darüber wissen, so ist doch nach anderweitigen Erfahrungen ernstlich damit zu rechnen, daß der Fluch solcher negativer Erwartungsmassensuggestionen bis in die körperliche Tiefenperson ausstrahlt und so neurovegetative Gleichgewichtsstörungen erzeugt, die unter Umständen nachteiliger für das ganze Fühlen und Denken der Klimakterischen sind als das ja viele Millionen von Frauen ebenfalls treffende körperliche Geschehen des Eierstockschwundes. Die dunkle Macht dieser hypochondrisierenden Idee wirkt sich gewiß nicht geringer auf labile Frauen mit entsprechender Suggestibilität aus, als etwa die Krebsfurcht auf Grund moderner Aufklärung, und findet aus durchsichtigen Gründen weitere Resonanz.

Jene Erwartungssuggestion wird für die Frau dadurch noch gefährlicher, als sie wenigstens in den allerweitesten Volkskreisen mit der Vorstellung verknüpft ist, daß dies „Schicksal" nur das Weib, nicht den Mann trifft, während ja doch in Wirklichkeit nur ein einziger Unterschied zwischen beiden besteht, daß das Erlöschen der Follikeltätigkeit sich über wenige Jahre, das biologisch äquivalente Erlöschen der Spermatogenese aber über 2—3 Jahrzehnte erstreckt. Man wird dies scharf im Auge behalten müssen, um sich über die Bedeutung des Klimakteriums für das psychische Leben ein zutreffendes Bild machen zu können. Wenn z. B. *Hoche* den Unterschied zwischen Mann und Weib während dieser Jahre in dem Satz zusammengefaßt hat: „Das Klimakterium bildet bei der Frau eine Treppenstufe, beim Mann eine sanfte schiefe Ebene", so fürchte ich, daß die Kürze und Anschaulichkeit desselben falschen Vorstellungen über diesen Punkt bei Ärzten Vorschub zu leisten geeignet ist. In Wirklichkeit berücksichtigt er einseitig nur die ei- und samenbereitende Funktion der Keimdrüsen, nicht aber die Gesamtheit der übrigen körperlichen und seelischen Lebensvorgänge. Die Linien dieser aber bewegen sich nicht nur parallel zueinander, z. B. im gesamten körperlichen Habitus, so auch der äußeren Geschlechtsorgane, ferner der Gefäßelastizität u. a., sondern die des Weibes zwischen dem 50. bis

60. Jahr weist in dieser und jener Beziehung häufiger eine horizontale Linie oder jedenfalls eine geringere Senkung auf als die des Mannes, so z. B. bezüglich der Kohabitationsfähigkeit, eventuell auch der Libido, der „Lebensentschlossenheit", der Grundstimmung (Optimismus — Pessimismus), der familiären Gemeinschaftsgefühle u. dgl. m.

Aus all dem, was ich in Vorstehendem dargelegt habe, ergibt sich meines Erachtens, daß im Aufbau der klimakterischen Psychosen und Psychoneurosen, soweit es sich dabei nicht überhaupt nur um verspätete Phasen aus den endogenen Kreisen handelt, die durch die allgemeinen Wandlungen dieses Lebensalters modifiziert sind, der ovarielle Faktor die geringste Rolle spielt, daß er jedenfalls durch den psychischen Faktor: Erlebnis der Übergangszeit weit übertroffen wird, und das Wesentliche allemal die gesamte psychische Verfassung und Bereitschaft im Präklimakterium bildet; diese ihrerseits jedoch ist naturgemäß nichts anderes als das Ergebnis dessen, was fortlaufend das ganze Leben vor allem die Erziehung im weitesten Sinne des Wortes aus der erblichen Anlage geformt und gestaltet hat. Die Zukunft wird lehren, ob es daneben im Klimakterium zu Psychosen kommt, welche (entsprechend etwa den obengenannten Befunden *Fünfgelds*) durch extragenitale Rückwandlungsvorgänge, voran solche im Gehirn hervorgerufen oder ausgelöst werden, also scheinbar klimakterische Psychosen, deren wesentliche Teilursache neben konstitutionellen Ursachen irgendwelche vorzeitige Senilismen enkephalotroper Organe bilden. Bei einer Mehrzahl der Fälle, welche sich nicht ohne weiteres nach Erblichkeitsverhältnissen, Vorgeschichte, Bildgestaltung und Verlauf als endogene Krankheiten (als reine oder aus Mycelen aller drei großen Erbkreise gemischte Degenerationspsychosen) erweisen, haben wir es mit einem komplizierten Ineinander verschiedener Anlagen und Bereitschaften zu tun, wie sich aus meiner Aufstellung der verschiedenen Arten „mittelbarer Krankheiten" (B) im einzelnen ergibt, z. B. endogene zirkuläre oder epileptoide Anlage mit endogenem Senium praecox irgendwelcher extragenitaler Organe usf.

Grundsätzlich gelten die Erwägungen über die klimakterischen Psychosen des Weibes auch für die **psychischen Störungen** im Alter **des Mannes zwischen dem 40. und 50. Jahr,** auch wenn, wie dargelegt, kein scharfer Trennungsstrich auf der Lebenskurve seiner somatischen Person gezogen werden kann. So verschieden die Geschlechter in Einzelheiten voneinander sind — eines kann nicht bestritten werden: Daß den Mann dieser Jahrgänge ungefähr dieselben körperlichen und psychischen Gefahren umwittern wie das Weib, daß also auch bei ihm diese Lebensphase ein „gefährliches Alter" bedeutet.

Ob man von einem *Climacterium virile* sprechen könne, ist meines Erachtens zur Zeit ein müßiger Streit, zu dem hier nur soviel gesagt sei: Wir haben gesehen, daß die — ja letztlich allesamt nervösen oder psychischen — Beschwerden und Störungen der Übergangsjahre des älteren Weibes auch von Ärzten außerordentlich überwertet werden. Was an solchen bei vereinzelten Männern zwischen 45. und

55. Jahre beobachtet wird, ähnelt weitgehend denen der gleichaltrigen Weibspersonen. Ob die der letzteren *durchgängig* von dem Aufhören der Eierstockstätigkeit rühren, ist keineswegs gesichert; sie könnten — ein Gedanke, der noch gar nicht ernstlich in Erwägung gezogen ist! — ebensogut auf anderweitige körperliche Erkrankungen zurückzuführen sein, die in diesem Lebensalter häufiger auftreten und, so viel wir wissen, nichts oder nicht unmittelbar etwas mit der Keimdrüsentätigkeit zu tun haben. Wenn man andererseits bedenkt, was die Forscher, die den Begriff Climacterium virile ablehnen oder gar ausgetilgt sehen möchten (*W. v. Noorden,* 1936), offenbar übersehen haben —, daß ja auch beim Manne in dieser Zeit erstmals ein gewisses Erlahmen der Keimdrüsentätigkeit eintritt, so geht es — wenigstens vorläufig — zu weit, ein Climacterium virile abzulehnen, sofern man nicht gleichzeitig den Begriff des Climacterium femininum erheblich einschränkt.

Es ist bemerkenswert, daß immer wieder gerade von namhaften Internisten auf die Neigung von *Männern zwischen dem 40. und 50. Jahr,* in *seelische Ausnahmezustände* zu geraten, hingewiesen wurde, so programmatisch von *Wenkebach* in seiner Schrift (1915) „Über den Mann von 50 Jahren" und jüngst erst (1937) von *Paul Schenk,* der geradezu ausspricht, „der Mann, besonders der erfolgreiche geistige Arbeiter zwischen dem 45. und 55. Jahr sei das zarteste Pflänzchen, wesentlich gefährdeter als die Frau gleichen Alters" (ähnlich äußert sich *W. v. Hollander*). Ersterer spricht von nicht „unbeträchtlichen Depressionen", wobei er besonders auch auf die hypochondrische Färbung derselben hinweist und sagt, daß häufig die „vernünftigsten" Männer die kompliziertesten und scheinbar dümmsten Vorstellungen über ihr Leiden vortragen; letzterer von der erstaunlich kindlichen Art, „wie sich diese hochstehenden Männer in dieser Insuffizienzzeit ausdrücken und auch mitunter werden", wenn sie in ihren, wie er es ausdrückt, „seelischen und geistigen Niederbruch" geraten, den man psychiatrischerseits wohl als schwere neurasthenische Depression kennzeichnen muß.

Die Feststellung einer besonderen Gefährdung des Mannes dieser Altersklasse erstreckt sich aber nicht nur auf die mehr geistigen Arbeiter, bei denen *Mendel, Wenkebach, W. v. Noorden* und *Schenk* ihre Beobachtungen angestellt haben, sondern gilt, wie umfangreiche neuerliche Untersuchungen ergeben haben, auch für den mehr körperlich Arbeitenden, insbesondere den Industriearbeiter. Hat man doch auf Grund dieser geradezu von dem „*Knick im Berufsschicksal*" *(Bartels)* und der „Majorsecke" *des körperlichen Arbeiters*" gesprochen[1]. Es ist in diesem Zusammenhang nun sehr bemerkenswert, daß *Mauz* (1930) ohne Kenntnis der Feststellungen *Wenkebach*s von ganz ähnlich gelagerten Fällen berichtet, die er als ein- bzw. erstmalige endogene Depression von Männern zwischen dem 45. und 55. Jahr beschreibt und dem manisch-depressiven Irresein zurechnet. Berücksichtigt man, daß auch diese zuerst in die Hände des Internisten kamen und ungefähr denselben Körperbau und

[1] Untersuchungen über den Gemütszustand dieser Männer sind bislang leider noch nicht angestellt worden.

dieselbe Lebensaufstiegskurve wie die Kranken *Wenkebachs* und *Schenks* boten, so ergibt sich ohne weiteres die Bedeutung der ganzen Fragestellung, die uns hier interessiert: Neurasthenische Erschöpfungsdepression oder reaktive Depression, d. h. Reaktion spezifisch konstituierter Männer auf das Wetterleuchten der Altersrückwandlung und somit gewissermaßen eine klimakterische Depression oder verspätete erste Phase des manisch-melancholischen Irreseins? Eine Entscheidung dieser Frage ist auf Grund der genannten Fälle nicht möglich, da die Kranken *Wenkebachs* und *Schenks* nicht psychiatrisch, vor allem nicht bezüglich ihrer Erblichkeit und ihrer charakterologischen Vorgeschichte untersucht und katamnestisch verfolgt wurden, bei denjenigen von *Mauz* aber die genealogischen und katamnestischen Daten fehlen. Hier eröffnet sich ein wichtiges Gebiet gemeinsamer internistischer und psychiatrischer Forschung. Beide Gruppen, auf der einen Seite die Internisten, auf der anderen der Psychiater, stimmen bezüglich dieser Fälle darin überein, daß es sich um vorübergehende psychisch-nervöse Erkrankungen mit entsprechenden Störungen des hormonalen Gleichgewichtes, der Herz- und Magendarmtätigkeit, also um *episodische* Psychosen bzw. Psychoneurosen handelte, die in Heilung ausgingen.

Da genügend gründliche Erfahrungen fehlen[1] ist heute nur auf induktivem Wege eine Aufstellung der *möglichen ursächlichen Zusammenhänge solcher Psychosen* zu gewinnen. Immerhin erscheint eine solche als Grundlage künftiger Forschung zweckmäßig. Ich möchte danach folgendes Schema aufstellen:

I. Neurasthenisch-hypochondrisch gefärbte *erste Phase des zirkulären Erbkreises* u. a., mit Einschlägen aus den beiden anderen Erbkreisen (Schizophrenie, Epilepsie). Hierbei ist für manche Fälle mit der Möglichkeit zu rechnen, daß es sich um eine zirkuläre Anlage von sehr geringer Penetranz handelt, die daher erst unter dem Einfluß der beginnenden Involution irgendwelcher Organe manifest („ausgelöst") wird oder um eine milde Phase mit entsprechender Altersfärbung.

II. *Psychische Eigenreaktionen* auf spezifische Sensationen:

1. *auf körperliche Sensationen.* Diese können sein:

a) Ausdruck einer dieser Lebensstufe eigenen neurovegetativen oder hormonalen Ermattung bis Erschöpfung, unter Umständen einschließlich einer solchen auf sexuellem Gebiet, und zwar: α) absolut infolge überdurchschnittlicher Beanspruchung (Überlastung, Überhastung); β) relativ, d. h. bei von Haus aus bestehendem Mangel an Vitalkräften infolge der durchschnittlichen Lebensbeanspruchungen („nervöse Erschöpfung"].

[1] Noch nicht einmal die Häufigkeit solcher Episoden, sowohl absolut wie auch in ihrem Verhältnis zu ähnlichen Zuständen weiblicher Personen, läßt sich zur Zeit abschätzen.

b) Folge chronisch toxischer Schäden infolge unhygienischer Lebensweise [Mißbrauch in der Nahrungszufuhr (Völlerei, Schlemmerei), von Alkohol und Nicotin u. a.].

c) Zeichen beginnender Altersabnutzung oder Involution, insbesondere der Gefäße und der Keimdrüse.

Als Grundlage dieser körperlichen Sensationen kommen die verschiedensten funktionellen Störungssyndrome des Gefäß- und Verdauungssystems, eventuell auch des Respirationsapparates in Betracht, welche von internistischer Seite herausgestellt wurden [Hypertonie, eventuell auch Hypotonie, Angina pectoris spuria *(Wenkebach)*, Herzneurosen, Zwerchfellhochstand, Gasbauch, gastrokardialer Symptomenkomplex *(Roemheld)*, Magendarmneurosen, Hypophysen-, Keimdrüsen-, Prostata-, Nebennierenerschöpfung *(Schenk)*]. Ob bzw. inwieweit das gleichzeitige Zusammenwirken mehrerer dieser körperlichen Funktionsstörungen unmittelbar, d. h. ohne den Umweg über die durch sie hervorgerufenen Sensationen zu Depressionen und anderen Psychosen führen kann (autochthone vitale Depression u. dgl.), steht dahin. Der Umstand, daß alle die genannten somatischen Syndrome sehr häufig auch bei Männern dieses Alters und auch bei Jüngeren angetroffen werden ohne jegliche Störungen des seelischen und geistigen Gleichgewichtes, spricht mehr für ersteres (Eigenreaktion auf Sensationen).

2. *auf seelische Sensationen* aus der spezifischen inneren Situation *(J. H. Schultz)* dieser Lebensstufe heraus, und zwar:

a) Resignation auf Grund der ersten gründlichen Rückschau auf das eigene Leben (vgl. *Hamlet* und *Faust II*): Ernüchterung, bzw. Enttäuschung über nutzlos verschwendete Kraft, verpaßte Gelegenheiten, nicht gereifte Blütenträume, falsch gesetzte Lebensziele; Selbstvorwürfe auf Grund der Lebensbilanz — Selbstbeichte („Was hülfe es dem Menschen, so er die ganze Welt gewönne ... !") über Fehler und Sünden gegenüber Familie, Berufs- und Volksgemeinschaft, in Bezug auf Sexualität usw.

b) Erkenntnis der Kompensationsnotwendigkeit auf wichtigen Gebieten des psychischen Daseins, unter Umständen gepaart mit Furcht vor Kompensationsunfähigkeit (s. oben S. 3): „Geraskophobie".

c) Lebensvorschau aufs Ende bzw. in ein Jenseits (*Fontane:* „Doch das beste, was das Leben sendet, ist das Wissen, daß es endet"), Endgültigkeitsidee *(J. H. Schultz)*, Lebensangst, Liebesangst, Todesangst usw.

Naturgemäß ist damit zu rechnen, daß im Einzelfalle häufig mehrere dieser Komplexe zusammen- und ineinanderwirken, wobei dann die erhöhte Bereitschaft zu hypochondrischen Deutungen, welche auf dieser Lebensstufe besteht, als Hilfsursache mitwirkt. Sicher ist wohl weiterhin, daß sie zu ausgesprochenen Psychosen auch dann nur führen, wenn bestimmte, heute noch nicht klar erkennbare Anlagen und Bereitschaften, besonders solche des Gemütslebens und des Charakters, aber auch bestimmte körperliche Sonderkonstitutionen (z. B. pyknische Verfassung in den Fällen von *Wenkebach, Schenk* und *Mauz*) vorliegen. So wird also auch auf diese in den Jahren des drohenden Alterns auftretenden Psychosen und Psychoneurosen der früher (s. S. 25) von mir für unsere Belange ergänzte Satz gelten, den *Wiesel* für das Klimakterium der Frau aufgestellt hat. In den Erlebnissen dieser Altersstufe, die dem Betreffenden bald klar, bald nur ganz dunkel zum Bewußtsein kommen, spiegelt sich und steigert, ja rächt sich in gewisser Beziehung das ganze frühere Leben, alle Fehlerziehungen und Fehlentwicklungen mit ihren Folgen für die Einstellung des Einzelnen zu Familie, Volk, Beruf, Erotik und Sexualität, Welt, Gott und — zu sich selbst, alle Disharmonien der vorangegangenen Lebensjahre (*W. v. Noorden*). Es gibt danach wohl kein Gebiet der Psychiatrie, auf dem eine mehrdimensionale polyätiologische Betrachtung so notwendig ist, sich aber auch so fruchtbar erweist, wie das der psychischen Störungen dieser Altersstufe — fruchtbar auch, wie gerade die Beobachtungen der oben genannten Internisten lehren, für die Therapie, welche hier viel weniger am Körperlichen anzugreifen hat als im Seelischen in Form der Psychotherapie und Diätetik der Seele (*v. Feuchtersleben*).

Betrachten wir die im späteren Alter auftretenden Psychosen im einzelnen, so steht bekanntlich nach ihrer praktischen Wichtigkeit, weil Häufigkeit, die sogenannte **„Involutionsmelancholie“** (I.M.) an erster Stelle. Sie tritt vorzugsweise in den ersten Rückwandlungsjahren auf; im eigentlichen Greisenalter kommt es nur selten noch zu abgesetzten Depressionen. Wenn auch zahlenmäßig die I.M. bei Frauen, und zwar mit Vorliebe in der Zeit des Klimakteriums überwiegt, so kommt es, wie besonders *Jacobi* gezeigt hat, auch beim Manne, allerdings durchweg in etwas späteren Jahren, zu im wesentlichen gleichen Zustandsbildern. Zweifellos — daran können auch diejenigen nicht rütteln, welche in der I.M. eine scharf gesonderte Krankheitseinheit erblicken — handelt es sich häufig dabei nur um die 2., seltener die 3. oder 4. Phase des manisch-melancholischen Irreseins; und sicher hat *Mauz* ganz recht, wenn er 1930 schrieb, bei einer verhältnismäßig großen Zahl von Fällen, die bei oberflächlicher Betrachtung als Ersterkrankungen zwischen dem 45. und 50. Jahr imponierten, gelinge es, durch genauere Ermittlung der Vorgeschichte nachzuweisen, daß de facto die Zweit- oder Dritterkrankung an Melancholie vorliege, wobei dann öfters die 1. Phase in die Spätpubertät gefallen sei (und man wird vermuten dürfen, daß, wenn der Lebensgang solcher Fälle bis zum Greisenalter verfolgt werden könnte, man nicht selten auch noch eine weitere Phase aufdecken würde). Im Gegensatz zu *Kraepelin-Dreyfuss,* der alle Fälle von Melancholie im späteren Alter — auch die wirklichen Ersterkrankungen in dieser Zeit — dem manisch-melancholischen Irresein zurechnete, vertreten einige Forscher die Anschauung, daß es eine echte, d. h. ursächlich in erster

Linie auf die Rückwandlungsvorgänge zurückzuführende I.M. gäbe. Die Problemlage ist also die: Sind die Depressionen dieses Lebensalters, auch wenn sie sich bild- und verlaufsmäßig von den durchschnittlichen Melancholien des manisch-depressiven Irreseins unterscheiden, endogene Phasen dieses Erbleidens, welche durch die beginnende Rückwandlung nur modifiziert sind, oder ist die Grundursache derselben in letzterer selbst zu suchen?

Naturgemäß ist es von besonderer Wichtigkeit, die Meinungen der Kliniker zu hören, welche der klimakterischen bzw. involutiven Melancholie eine *Sonderstellung* einräumen; als Hauptvertreter dieser nenne ich hier nur *Bumke* (Lehrbuch der Geisteskrankheiten) und *Palmer-Shermann* in Philadelphia (1938). Nach *Bumke* hebt sich jene durch Eigentümlichkeiten des klinischen Bildes und mehr noch durch den Verlauf von der „gewöhnlichen" Melancholie ab: Erstere seien „hysterisch aussehende Züge, wie rücksichtsloses, aufdringliches, theatralisches Jammern, Überwiegen hypochondrischer und paranoider über melancholische Auffassungen, häufiges Fehlen der Hemmung und nicht selten Vorkommen von Sinnestäuschungen, Vorwiegen ängstlicher, bis zu deliranter Verwirrtheit sich steigernder Erregungen und Hinzutreten katatoner Symptome". Verlaufsmäßig aber unterschieden sie sich durch ihre lange Dauer und den häufigen Ausgang in einen depressiven Schwächezustand und gelegentlich in arteriosklerotische Verblödung. Auf Grund dessen denkt *Bumke* an „Einschläge fremder Formenkreise, der toxischen, infektiösen, klimakterischen, arteriosklerotischen, senilen oder schizophrenen (vielleicht auch epileptischen) Ursachengruppen": Dem Klimakterium aber möchte er — wie auch *Jacobi* und *Ewald* — nur eine auslösende Rolle zuschreiben. Insofern stimmen mit ihm *Palmer* und *Sherman* überein, die am nachdrücklichsten, wenn auch ohne zureichende Begründung, die I.M. von der manisch-depressiven Melancholie abtrennen und sie als eine „distinkte" Krankheitseinheit ansehen möchten, die sich nach Vorgeschichte und Form „von jeder anderen psychotischen Reaktion unterscheide". Sie stellt nach ihnen eine Reaktion psychasthenischer Persönlichkeiten auf das Klimakterium, sozusagen nur die Steigerung („culmination") einer von Haus aus bestehenden Abwegigkeit der psychosomatischen Verfassung („lifelong fundamental psychobiologic process"), besonders in Hinsicht auf das Charakterologische dar, das sie kurz mit den Worten „Rigidität" und „Restriktion" oder „Strangulation der instinktiven Kräfte" kennzeichnen. Damit meinen sie: Lebensenge („narrowed horizon"), Zwangshaftigkeit, Introversion, Verdrängung („conscious repression), fehlerhafte Sexualeinstellung („sexual maladjustement") mit Vorwiegen sadomasochistischer Züge und Überreligiosität.

Bezüglich des *Verlaufes* der sogenannten klimakterischen Melancholie weichen die Angaben erheblich voneinander ab: *Jacobi* in Königsberg errechnete 1930 Heilung nur in 5%, jedoch hat dieser seine Fälle nicht lange genug verfolgen können, als daß eine so schlechte Prognose als bindend anerkannt werden könnte. *Palmer* und *Sherman* fanden Heilung insgesamt in 35% bei Männern und in 40% bei Frauen, bzw. in 55% bei den zwischen 40. und 50., in 20% bei den zwischen 50. und 60. Jahr auftretenden Melancholien. *Farrar* und *Frank* (1931) fanden sogar in 74% Heilung oder Besserung und besonders *Ewald* stellte 1931 fest, daß von einigen wenigen Fällen abgesehen, welche stärkere regressive Hirnveränderungen wahrscheinlich machten, im Erlanger Bezirk trotz ihrer symptomatischen Besonderheiten fast sämtliche Kranke, selbst nach 5 Jahre und länger dauerndem Bestand der Erkrankung, heilten.

Bei der *Einschätzung der Aufbaukräfte* der scheinbar erstmals nach dem 45. Lebensjahr auftretenden Melancholien ist es meines Erachtens besonders wichtig, drei Tatsachen zu berücksichtigen:

1. Die reinen Melancholien des zirkulären Kreises sind überhaupt fast 5mal so häufig als reine Manien.
2. Mit zunehmendem Alter steigt nach dem 40. Lebensjahr die Melancholiekurve des zirkulären Irreseins in ungefähr derselben Weise wie die Maniekurve sinkt.
3. In $^1/_4$ der Fälle, die alle Kennzeichen des zirkulären Irreseins aufweisen, tritt die erste Melancholie nach dem 40. Jahr auf *(Joh. Lange)*.

Bumke mag recht haben, wenn er schreibt, daß die Heilungsaussichten um so besser seien, „je mehr sich konstitutionelle (im Sinne der thymopathischen Konstitution) und seelische und je weniger organische Krankheitsursachen nachweisen lassen“, — wobei er wohl besonders an Arteriosklerose denkt. Aber wie selten lassen sich „organische Krankheitsursachen“ mit gutem Gewissen behaupten oder gar einwandfrei (wie z. B. letztere durch den entsprechenden Augenhintergrundbefund) wahrscheinlich machen! und für die Mitwirkung toxischer oder infektiöser Noxen konnten bislang keine Beweise beigebracht werden. *Palmer* und *Sherman* hinwieder meinen, daß die Prognose um so ungünstiger sei, je stärker die Persönlichkeitsstarre und -enge in der präpsychotischen Zeit sei. All dies weist letztlich doch am ehesten auf Legierungen konstitutioneller Faktoren, die durch die beginnende Rückwandlung nur bis zur Krankheit gesteigert werden.

So sehr bei den frühinvolutiven Melancholien die leptosom-asthenische Verfassung zu überwiegen scheint, so ergibt sich dennoch aus den Untersuchungen z. B. von *Mauz*, daß daraus nichts für die Prognose abzuleiten ist. Ich verweise unter anderem darauf, daß die Frauen mit einmaliger ausheilender Depression zwischen 30. und 40. Lebensjahr, die dieser Autor beobachtete, sich nach Prämorbidität und Körperverfassung nicht oder nur unerheblich von jenen unterschieden. Mein eigener Eindruck entspricht der Angabe von *Fünfgeld*, daß man verhältnismäßig viele dieser Kranken rein nach körperlicher Gesamtverfassung und Haltung für 10—20 Jahre älter halten würde als sie tatsächlich sind; und dies wäre ja wohl im Sinne eines *Senium praecox*, zum wenigsten des Körpers, zu deuten. Aber verallgemeinern läßt sich dies wohl sicherlich nicht, und selbst wenn es der Fall wäre, würde damit noch nicht erklärt sein, daß es zur Psychose und gerade zu besonders gefärbten Melancholien kommt.

Ganz allgemein ist auch angesichts der I.M. zu fragen, ob wir nicht auch hier wie allenthalben dem Faktor *Lebensalter* eine zu *große Bedeutung* zuweisen. Sehen wir doch ganz allgemein bei den drei großen psychotischen Erbkreisen eine große *Spielbreite* in Bezug auf Bild und Verlauf auch bei den Erkrankungen in früheren Lebensaltern; ich verweise auf die bunt schillernden manisch-melancholischen Mischzustände, auf das Vorkommen von einmaligen Schüben, periodischen Phasen oder Pseudophasen von schließlich rasch zu schwerer Dementia praecox führenden Schizophrenien, auf die Gegensätze zwischen einer „Dostojewski-Epilepsie" und dem großen Heer der tiefverblödeten Insassen einer Epileptikeranstalt; und doch ist kaum jemals — und mit Recht! — der Gedanke aufgetaucht, diese Unterschiede seien auf Alterseinflüsse zurückzuführen[1].

Innerhalb einer größeren Zahl von *mir* gründlich untersuchter Kranken, die hierher gehören, konnte ich bei allen gleich oder ähnlich geformte Bilder in der näheren oder weiteren Blutsverwandtschaft feststellen. Bei den aus äußeren Gründen unzulänglich erforschbaren und daher in Bezug auf gleichartige Erblichkeit scheinbar negativen Fällen dagegen handelte es sich merkwürdigerweise um sichere Phasen des zirkulären Kreises, und gleichförmige Familienerkrankungen fanden sich gerade auch bei im verspäteten Klimakterium an schwerer Hirnarteriosklerose, Lungenembolie u. dgl. Verstorbenen, d. h. genau so wie bei den im Klimakterium scheinbar zum ersten Male Erkrankten[2].

Die *Annahme* einer klimakterischen Melancholie im wirklichen Sinne des Wortes hat — darüber kommen wir nicht hinweg — nur eine ganz fragwürdige theoretische Unterlage, daß es nämlich spezifisch disponierte Hirne gäbe, welche auf „Endotoxine", die bei dem Schwund des Follikelapparates des Eierstockes gebildet werden könnten, im Sinne der exogenen Reaktionstypen *Bonhoeffer*s reagieren. Für das Vorkommen eines der-

---

[1] Vgl. *Gruhle:* „Von zwei gleichaltrigen, gleich unbedeutenden, den gleichen Trunksitten ergebenen jungen Leuten entwickelt sich der eine bei fast gleichen Schicksalen zum schweren Trinker mit Abortivdelirien, der andere wird ein ehrbarer Bürger. Bei der genuinen Epilepsie ist der Unterschied noch viel größer: Der eine bleibt trotz großer und gar nicht seltener Anfälle geistig intakt, der andere verblödet binnen weniger Jahre", und zwar füge *ich* hinzu — alles in einem Alter, für das die Involution im engeren Sinne gar nicht in Frage kommt.

[2] Diese Feststellung bildet ein bemerkenswertes Gegenstück zu der Ermittlung von *de Monchy* (1922), daß in nicht weniger als 85% seiner Fälle von erwiesener Hirnarteriosklerose, welche im Verlauf ihrer Erkrankung depressive Züge boten, eine Anlage zu solchen aus der prämorbiden Vorgeschichte nachweisbar war, — ein schlagender Beweis für die Durchschlagskraft der psychischen Veranlagung auch bei solchen organischen Hirnerkrankungen.

artigen Vorganges fehlt aber bisher jeder Beweis. Denn selbst die *Fünfgeld*schen Fälle, die noch am ehesten als organisch bedingte „klimakterische Melancholien" gekennzeichnet werden könnten (Ausbruch im Klimakterium, ängstlich gefärbte Depressionen, rasch tödlicher Verlauf!), boten eben histologisch Zeichen einer vorzeitigen Entwicklung seniler Hirnveränderungen. (In diesem Zusammenhange erhebt sich die Frage, ob es vielleicht „Lieblings-Koppelungen" der Involution des Hirns mit der eines einzigen anderen Organs gibt.)

Weiterhin dürfte für die Nosoplastik der I.M. der *Geschlechtszugehörigkeit* eine wesentliche Rolle zuzusprechen sein, vielleicht keine geringere wie dem Altern. Denn Ängstlichkeit, hysterische Leidseligkeit, Neigung zum Jammern und bis zu einem gewissen Grade auch zu hypochondrischen Deutungen — also gerade das, was man allgemein als Eigenart in der Bildfärbung bezeichnet! — sind doch nun einmal Züge, die sehr viel mehr dem weiblichen, als dem männlichen Geschlecht eigen sind.

Des weiteren würde, sofern die von einander stark abweichenden Angaben z. B. von *Jacobi* und *Ewald* über die Prognose von im übrigen angeblich ganz miteinander übereinstimmenden Fällen in Königsberg und Erlangen keine anderweitige Erklärung finden, auch *volksstammesmäßigen* Eigentümlichkeiten eine Rolle zuzusprechen sein.

Schließlich aber ist meines Erachtens auch noch *der Milieueinfluß in der Anstalt* von ausschlaggebender Bedeutung für das, was man als Besonderheiten des Bildes und Verlaufes dieser Melancholien herausstellt. Ich habe im Unterricht immer betont, wie außerordentlich verschieden die schizophrenen Bilder sind, je nachdem ob in der fraglichen Anstalt die Ausdrucksformen der Geisteskrankheiten (wie einst die Hysterie in der Salpêtrière durch *Charkot*) gezüchtet oder durch die Beschäftigungstherapie geradezu unterdrückt wurde, und *Korbsch* hat dies vor drei Jahren noch einmal besonders unterstrichen. Es wäre daher sehr wichtig, daß sich zu diesem Punkte gerade die Ärzte der großen Anstalten äußern. Die allermeisten Schilderungen der I.M. rühren ja (was sehr zu bedauern ist) aus den psychiatrischen Kliniken!

Aus meinen Darlegungen dürfte daher zu *folgern* sein: Wir werden künftighin viel genauer zu erforschen haben, ob dem Vorgang des Alterns im Gesamt der prädisponierenden, präformierenden und nosoplastischen Einflüsse, die in Praxis freilich sehr schwer voneinander zu trennen sind, wirklich ein solcher Vorrang neben Geschlecht, Volksstammesabkunft und gesamten Milieu zukommt, wie er traditionsgemäß ihm bisher zugesprochen wurde.

Jedenfalls auf einem Wege wird man meiner Meinung nach nicht weiterkommen: Mit der ständigen Neuaufstellung von Unterformen dieser Erkrankung lediglich auf Grund der Bildgestaltung. Ich habe mir die Mühe genommen, aus dem Schrifttum der letzten 30 Jahre alle diese Namen zusammenzutragen, welche man für sie geprägt hat (z. B.

„agitierte Melancholie", „Angstmelancholie", „Hysteromelancholie", „manisch-melancholische Verwirrtheit"). Ihre Zahl (man ist beinahe versucht zu sagen: auf der Musterkarte derselben) beträgt, allein soweit sie sich auf die *Bildgestaltung* bezieht 21 (!), soweit auf die Verlaufsart — ausschließlich der geheilten Fälle! — 4, wozu dann noch pathogenetische Unterformen kommen, wie z. B. „pankreatische I.M." (*Abely*, 1930). Ordnet man die „Taufnamen" der Zustandsbilder, so ergibt sich, daß sie alle darauf hinauslaufen, daß die Melancholien des späteren Lebens bald mehr agitiert, bald mehr ängstlich (ich zähle 7 Syndromtermini allein in dieser Gruppe, z. B. „idiopathische Angstpsychose", „klimakterische Depression mit ängstlicher Erregung ohne" oder „mit Hemmung", „ängstliche Involutionspsychose"), bald mehr hypochondrisch, hysterisch, schizoid oder deliriös gefärbt seien.

Nach dem *Verlauf* werden dieselben Fälle „erstarrende", perniziöse", „torpide" I.M. genannt. Die Sache wäre harmlos, wenn nicht — und dies ist der springende Punkt! — ein erheblicher Teil dieser Untergruppen in der Nomenklatur über das zirkuläre *Irresein*, z. B. in *Joh. Langes* Darstellung im Handbuch der Geisteskrankheiten desselben (1928) wieder zu finden wäre, ohne daß dabei gesagt würde, daß es sich hier um Fälle des späteren Lebensalters handle.

Für die noch zu besprechende *Paranoid-Gruppe* gilt fast dasselbe, nur mit der Maßgabe, daß wir hier häufiger statt des Adjektivum „involutiv" „präsenil" antreffen. Ich zähle hier *12* Syndrombezeichnungen. All dies erinnert lebhaft an die Namensucht, die während des Krieges sich z. B. innerhalb der französischen Neurologie breit machte, indem *Sicard* 16 verschiedene Unterformen der „paratonischen" Lähmungen und Kontrakturen herausstellte.

Es ist einleuchtend, daß hier ein Krisenpunkt unseres Fachgebietes vorliegt, insofern durch Namen ein Wissen um Sachverhalte vorgetäuscht wird, das wir einfach nicht besitzen. Denn kein Psychiater, der sich ehrlich selbst prüft, vermag aus den ängstlichen, hypochondrischen, agitierten u. a. Randsymptomen auch nur mit einiger Sicherheit 1. auf eine involutive Verursachung zu schließen und 2. aus deren Auftreten eine bestimmte Prognose zu stellen. Man denke nur einmal daran, zu welcher Diagnose wohl gerade auch die zur Aufstellung aller möglichen Untergruppen geneigten Forscher kämen, wenn sie das gleiche Zustandsbild bei einem Menschen beobachteten, von dem sie nichts über dessen Alter wüßten und auch nicht auf Grund der körperlichen Verfassung etwas über das Lebensalter des Betreffenden mutmaßen könnten.

Die Erwägungen, welche über die I.M. angestellt wurden, gelten nun grundsätzlich auch für die zweithäufigste Erkrankungsform im späteren Leben: die sogenannte „*Involutionsparanoia*" oder, wie man wohl besser sagen würde, die **Wahnerkrankungen des späteren Lebensalters** (die „Spätparanoide"). Das Häufigkeitsverhältnis zwischen ihnen und denjenigen früherer Gezeiten ist wohl ungefähr dasselbe wie bei der Melancholie. So mannigfach auch die Bezeichnungen sein mögen, welche in den letzten 25 Jahren für diese Gruppe von Fällen geprägt worden sind (vgl. oben S. 36), so ist doch immerhin insofern eine erfreuliche Übereinstimmung der Meinungen hinsichtlich der wesentlichen Punkte festzustellen, als von keiner Seite etwa die Auffassung vertreten wird, die Rückwandlungsvorgänge allein könnten spezifische Wahnformen erzeugen. In diesem Zusammenhang verweise ich auf eine bemerkenswerte Parallele zur Melancholie: Wenn, wie oben dargelegt, einzelne Forscher die I.M. als krankhafte Steigerung einer spezifischen Wesensanlage durch die Involution gedeutet haben, so ist dies ungefähr dieselbe Anschauung, welche vor Jahrzehnten *Kleist* bei seiner Aufstellung des Begriffes ,,Involutionsparanoia" vertreten hat: diese Wahngebilde entwickelten sich aus einer hypoparanoischen Anlage durch die Wirkung eines hypothetischen involutiven Hirnprozesses.

Was die *symptomatischen Besonderheiten* der Wahnkrankheiten in späteren Lebensaltern anlangt, so ist die grundsätzliche Erwägung voranzustellen, daß Wahn, da er einer allgemein menschlichen Neigung entspringt, als vom Lebensalter mehr oder weniger unabhängig bezeichnet werden muß, mit der einzigen Einschränkung, daß er eine gewisse Reife der psychischen Persönlichkeit zur Voraussetzung hat. Das Kind bis zur Reifungszeit kommt daher nicht zur Wahnbildung; zwischen Pubertät und Greisenalter aber finden wir diese — allein oder mit anderen psychotischen Symptomen gekoppelt — in den verschiedensten Lebensaltern in wesentlichen gleichen Grundformen wie Verlaufsarten. Verschieden sind nur die Einzelheiten der Inhalte der Wahnvorstellungen, die Neigung zur Systematisierung und die Durchschlagskraft in der ,,Vertretung" des Wahns. Danach ist es ohne weiteres verständlich, daß die ,,Kampfparanoia" *(Kretschmer)* die Lieblingsform der Männer in den ,,besten Jahren" bildet, der Wunschtraumwahn die der Jugend und unter Umständen des Greisenalters usf. So wie die Inhalte der Wahne (die ,,Legenden" derselben nach *Specht*) die phylogenetischen ,,Fort"schritte der Zivilisation — vom Bezauberungs- und Behexungs- zum spiritistischen und hypnotischen oder zum physikalischen, elektrischen und ,,Rundfunkwahn" oder vom einfachen Beschimpfungs- zum ,,Dermatozoenwahn" — und andererseits die individuellen Besonderheiten der ganzen aktuellen Lebensstellung widerspiegeln, die ja unter anderem auch von Geschlechtszugehörigkeit, sozialer Herkunft und Bildungsstufe entscheidend bestimmt wird, so spiegeln sie auch (worauf *Kläsi* sehr mit Recht 1934 hingewiesen hat) die geistigen, gemütlichen und charakterlichen Wandlungen der Persönlichkeit zwischen Jugend und Greisenalter wieder: vom expansiven zum ,,Leidenswahn", vom Wahn der Vergewaltigung und Entmannung über den der Vergiftung zu dem der Bestehlung und Verarmung, der ewigen Verdammung und des jahrtausende lang nicht sterben können. Aber selbst bis zur Schwelle des Greisenalters beobachtet man gelegentlich noch — z. B. im „präsenilen Begnadigungswahn" zu lebenslänglichem Zuchthaus Verurteilter *(Rüdin)* — Wahngebilde, welche nicht etwa durch die Rückwandlungsvorgänge beeinflußt werden, sondern ausschließlich durch die dauernde Zwangslage, in der sich der Betreffende befindet; sie unterscheiden sich dementsprechend grundsätzlich kaum von dem primitiven Wunschwahn, wie er bei ähnlicher Wesensverfassung unter ähnlichen Lebensbedingungen in den Jahren zwischen 25 und 40 gelegentlich in Erscheinung tritt. So kommt also den Alternsvorgängen nur dieselbe — nosoplastische — Bedeutung zu wie der psychischen Verfassung der Reife- und mittleren Jahre, — eine Bedeutung, die in ihrer Art nicht größer, vielleicht auch nicht geringer ist wie die von Geschlechtszugehörigkeit, Zivilisation, Bildungsstufe und sozialer Situation.

Was die *Prognose* des Wahns im Spätalter anlangt, so ist bislang nicht bewiesen, daß sie durchweg ungünstiger ist als die in früheren Lebensjahren; sie ist es jedenfalls nicht in höherem Maße als wie bei allen rein endogenen Krankheiten. Besonders darf in diesem Zusammenhang nicht unberücksichtigt bleiben, daß ja auch bei Jüngeren dieselben Wahnbildungen sich fortschreitend im Sinne des paranoid-schizophrenen Prozesses entwickeln, und daß andererseits gerade auch die im Klimakterium und später zum Durchbruch kommenden Wahne sich nicht selten selbst nach jahrelangem Bestand überraschenderweise zurückbilden oder gar verschwinden. Daß psychische Rückwandlungsvorgänge bestehende Wahnbildungen beeinflussen können — aber nicht brauchen wie oben an *Gaupps* Fall Wagner gezeigt wurde —, ist selbstverständlich; aber sie tragen dann viel mehr zum Zerfall des Wahns bei, sei es, daß er zur Ausheilung kommt, sei es, daß er bruchstückhaft in spezifische psychische Alternskrankheiten eingefügt wird. Nichts berechtigt meines Erachtens danach, an einer besonderen Involutionsparanoia, bzw. an Involutionsparanoiden und -paraphrenien festzuhalten.

Dies gilt nach der heute wohl allgemein vertretenen Auffassung auch von den als *„präsenilen"* herausgehobenen Wahnen. Das Urmodell derselben bildet bekanntlich *Kraepelins* „präseniler Beeinträchtigungswahn", den, soviel bekannt, *Kraepelin* selbst zuletzt preisgegeben hat, und bis in die jüngste Zeit hinein ist die Neigung erkennbar, solche Formen herauszustellen; die letzte Schöpfung derart (1938) bildet der „präsenile Dermatozoenwahn" *(Eckbom)*. Alle diese Bezeichnungen haben indessen keine Daseinsberechtigung, da kein einigermaßen durchschlagender Beweis dafür erbracht ist, daß sie Ausdrucksformen spezifischer involutiver Prozesse und gar solche einer bestimmten Phase der Rückwandlung sind. Sie sind fragwürdige Schablonen.

Dies gilt allein schon um des Umstandes willen, daß, wie S. 18 dargelegt, der Begriff „präsenil', so verschwommen ist, daß er zur Abgrenzung besonderer biologischer Formen nicht in Betracht kommt. Aber abgesehen davon — wenn man anerkennt, daß eine durch ihren Verlauf und eventuell ihre Erblichkeit sichergestellte Dementia paranoides sich von einer gleichermaßen sichergestellten Hebephrenie mit Wahnideen ungefähr um so viel unterscheidet, als der ganzen psychischen Altersstruktur des Betreffenden entspricht, so ist nicht einzusehen, warum man den Unterschied zwischen einer vor dem 50. Jahre sich entwickelnden paranoiden Demenz und einem nach diesem Zeitpunkt in Erscheinung tretenden paranoiden Bild, das man noch nicht als dementiv ansprechen möchte, als so erheblich ansieht, daß die Berechtigung gegeben wäre, hier eine Sondergruppe mit besonderem Namen aufzustellen[1].

Als drittes Syndrom des Spätalters hat man die **Spätkatatonie** herausgestellt. Ihr Bild schwankt fast noch mehr als die der bisher genannten Typen. Was im Schrifttum bis in die letzte Zeit unter diesem Namen veröffentlicht wurde, verdient denselben wohl nur mit zweifelhaftem Recht, insofern es sich dabei nicht um geschlossene Bilder wie etwa beim negativistischen Stupor handelt, sondern um buntschillernde Zustände mit gewissen katatonen Zügen wie Einförmigkeit, Starre, Spannung, Stereotypie, Negativismus.

Ein paar Stichproben mögen dies erläutern: *Fünfgeld* beschreibt z. B. den Fall einer 61jährigen Frau, die einen Wechsel von negativistischer Ablehnung mit fieberhaftem Tätigkeitsdrang, daneben Verfolgungs- und Größenideen, Halluzinationen, Gedächtnisstörungen und dazu Desorientiertheit bot. Im Hirn fand sich ungeheuere Verdrusung und diffuse Arteriosklerose. *Jacobi* führt unter dieser Marke Fälle auf, die nach einem hypochondrischen Vorstadium depressiv, dann ängstlich agitiert, dann negativistisch wurden, Spannungs- und Erregungszustände und schließlich auch Sterotypien boten. Vorsichtiger spricht demgegenüber *Leonhard* von „involutiven Depressionen mit Übergang in Erstarrung katatoner Prägung".

Die Einordnung solcher Fälle und insbesondere die Entscheidung darüber, welche Rolle dabei Alternsvorgänge spielen, ist heute noch nicht möglich, da bislang viel zu wenige gründlich nach allen Richtungen erforscht, d. h. über lange Zeitstrecken klinisch-psychiatrisch wie klinisch-internistisch genau beobachtet, erschöpfend genealogisch erfaßt und einwandfrei histologisch untersucht sind. Wenn eine „mehrdimensionale Betrachtung" in der Psychiatrie am Platze ist — und ich gehöre zu denen, die stets nachdrücklich für sie eingetreten sind, auch schon den scheinbar einfachen Bildern gegenüber —, so ist es in Hinsicht auf diese Fälle. Am nächsten liegt es, sie als verspätet zum Ausbruch gekommene Schizophrenien zu deuten, die mehr oder weniger stark durch cerebrale Altersprozesse mitbestimmt oder mitverursacht sind. Wenn wir berücksichtigen, daß schließlich alle endogenen und exogenen Prozesse bald mehr in Bezug auf Bildfärbung, bald mehr in Bezug auf Verlauf von der jeweiligen Altersverfassung abhängig sind, so ist es sehr wohl möglich, daß bei der Mehrzahl dieser Fälle der individuelle endogene

[1] Merkwürdig ist es, daß die Spätparanoide offenbar nicht in melancholisch gefärbte Zustände übergehen, so wie umgekehrt Spätmelancholien manchmal ein paranoides Gesicht annehmen.

Faktor, der überhaupt zur Krankheit führt, wenn auch, wie gelegentlich bei den meisten Erbleiden, erst im späteren Alter, dennoch wichtiger ist als der allgemein menschliche (und erbliche!) Faktor der Involution. So wie die Pubertät der Schizophrenie ihr hebephrenes Gesicht gibt, das jenseits der 40 oder 50 ja wohl kaum je vorkommt, ohne daß wir auch nur entfernt daran denken, die jugendlichen Entwicklungsvorgänge für letztere verantwortlich zu machen, so geben ihr natürlich auch die Rückwandlungsvorgänge besondere Züge. Hält man sich die große phänotypische Spielbreite der Schizophrenien vor Augen, so scheint mir, daß auch die Bilder der sogenannten Spätkatatonie ohne Schwierigkeit hier unterzubringen sind. Innerhalb dieser kommt ihr vielleicht eine ähnliche Sonderstellung zu, wie der akuten, eventuell tödlichen Katatonie *(Stauder)* in der Gruppe der im Spätjugendalter ausbrechenden.

Ich bin am *Schlusse* meiner Besprechung des vermutlichen Aufbaues der einzelnen Formen psychischer Erkrankungen im Spätalter. Viele Fragen sind hier noch strittig und eine Riesenarbeit wird nötig sein, zu endgültiger Klarheit zu kommen. Eines ist mir bei meiner Vorarbeit zu dem heutigen Bericht, der nur das Gegenstück zu demjenigen bildet, den ich vor 18 und vor 16 Jahren über den gleichen Gegenstand gebracht habe, deutlich geworden: Ein großer Teil der Unterschiede oder gar Gegensätzlichkeiten der Lehrmeinungen beruhen auf der — ja meist zwangsläufigen — Einseitigkeit der Methodik, mit der der einzelne Forscher, und mag er noch so gewissenhaft und gründlich zu Werke gegangen sein, den ihm zur Verfügung stehenden Krankenbestand untersucht hat. Ich habe oben angedeutet, daß z. B. die Meinung über die Prognose der Spätmelancholien zweifellos weitgehend davon abhängig ist, wie lange die Beobachtung der einschlägigen Fälle ausgedehnt werden konnte, und auch wie die Art der Behandlung war usf. Wieviel Schizophrenes in einer Alterspsychose steckt, hat letztlich der Genealoge, wieviel Exogenes der gewiegte Internist und der Anatom zu entscheiden. Die außerordentlich wichtige Frage, ob z. B. die von *Fünfgeld* gefundenen Frühformen von Drusen bei Frauen, die im Klimakterium nach einer kurz dauernden und nicht oder nur wenig von der gewöhnlichen sich unterscheidenden Melancholie vielleicht an Lungenembolie oder dergleichen verstarben, irgend etwas mit dieser psychischen Krankheit zu tun haben, und ob die Drusen überhaupt für das seelische Geschehen mehr bedeuten als etwa der arcus senilis für eine Sehstörung — alle diese Fragen lassen sich nur in engster Zusammenarbeit zwischen psychiatrischem und internistischem Kliniker, Anstaltsarzt, Genealogen und Histopathologen entscheiden. Und so kann ich nur wiederholen, was ich 1921 schrieb: „Nicht autistische Arbeit des einzelnen, sondern nur engste Zusammenarbeit dieser aller, und zwar am selben Krankenbestand wird uns hier wirklich weiterbringen.“

Wenn ich am *Schlusse* meines Berichtes eine Prognose der *vermutlichen künftigen Entwicklung* unserer Anschauungen über die psychischen Störungen im Spätalter zu stellen mich unterfange, so ist es die, daß die wirklich auf Alternsvorgänge zurückzuführenden Psychosen immer mehr eingeschränkt werden. Bequeme Gedankenverbindungen sind in der Wissenschaft meist falsch, und so werden wir uns hoffentlich immer mehr von dem Kurzschluß abwenden: Erkrankung im Spätalter, also Erkrankung *des* Spätalters. Der nächste Weg der Forschung wird — davon bin ich überzeugt — nicht dahin führen, daß neue pathologische Formen der psychischen Rückwandlung (im üblichen Sinne dieses Wortes) und damit neue Alternspsychosen entdeckt werden, sondern daß ihre Zahl eingeschränkt wird, so wie es in den letzten 40 Jahren mit der Kindereklampsie, dem Jugendirresein (vgl. oben S. 9), der klimakterischen Epilepsie, der senilen Chorea und zuletzt, und für uns heute am beispielhaftesten, mit der *Pick*schen Krankheit geschehen ist (s. S. 15). Warum sollte es nicht geschehen, daß noch andere scheinbar ganz typische Alternskrankheiten den gleichen Weg gehen wie die letztgenannte? Ein Seitenblick auf die innere Medizin kann uns Psychiatern vielleicht nützlich sein. Ich denke z. B. an den Diabetes mellitus: In gewissen Zeiten galt er als eine Alternskrankheit, bis man entdeckte, daß er eine ihm eigene Manifestationskurve innerhalb der verschiedenen Lebensalter aufweist, die etwa in der Mitte steht zwischen der des Erbveitstanz und der *Pick*schen Krankheit, und schließlich fand, daß er im Wesentlichen ein Erbleiden darstellt. Und wenn wir heute schon sagen können, daß selbst die typischste „organische" Alternskrankheit des Gehirns, der Greisenschwachsinn, in allererster Linie auf erblichen Anlagen beruht, so hebt sich klar heraus, daß die meisten psychischen Alternskrankheiten zu ganz überwiegenden Anteilen erbliche Leiden besonderer Prägung sind.

Heute schon lassen sich aus den Forschungen des letzten Jahrzehntes nachstehende *Folgerungen für unsere psychiatrische Diagnosentabelle* ziehen:

1. Die „präsenilen" Formen sind in ihr zu streichen.
2. Die *Alzheimer*sche Krankheit ist neben die senile Demenz zu stellen.
3. Die *Pick*sche Krankheit ist von Gruppe 6 nach Gruppe 7 zu versetzen und mit dem Erbveitstanz und der *Parkinson*schen Krankheit[1] zusammen unter der Bezeichnung: psychische Störungen bei erblichen organischen Hirnleiden zusammenzufassen.
4. Die Gruppe 6 ist neu zu ordnen, etwa in der Weise: „Psychische Krankheiten des späteren Lebensalters: 1. infolge Arteriosklerose, 2. senile Demenz und *Alzheimer*sche Krankheit, 3. unklare frühinvolutive Fälle".

Für die **Prophylaxe** *der psychischen Alternskrankheiten* ergeben sich aus meinen Darlegungen zwei Wege: 1. die Ausmerzung der psychischen Erbleiden überhaupt im breiten Ausmaß, 2. die Bekämpfung all jener

[1] Auf die ich hier nicht näher eingegangen bin.

Anschauungen, welche mittelbar zu spezifischen psychogenen Störungen im späteren Leben, voran im Klimakterium, aber ebenso in dem nahenden Greisenalter, führen, und letztlich auf die Massensuggestion von der Minderwertigkeit der „Alten" und die krankmachende Wirkung des Alterns zurückgehen.

Wenn die psychische Hygiene heutzutage überwiegend von Psychiatern betrieben wird, so muß die Psychiatrie auch diesen Teil derselben in die Hände nehmen. Sie muß die Aufklärung über die positiven Werte dieser Lebensstufe betreiben und die Kunst, gut und schön zu altern — die „*Eugerasie*" — lehren. Bewundernswert sind die Bemühungen des Dritten Reiches um Volksaufbau durch Verjüngung und durch Bekämpfung der Ursachen der Vergreisung unseres Volkes. Aber wir müssen uns klar darüber sein, daß dieses eine Aufgabe auf weite Sicht ist, die sich in den nächsten Jahren noch nicht auswirken kann. Noch wächst sogar der Anteil der über 60 Jahr Alten innerhalb der Gesamtbevölkerung, der 1933 11% betrug. — Wir müssen meines Erachtens den Mut haben, den biologisch-kulturellen Widerspruch zu sehen, der darin liegt, daß die Zahl „der Alten" stetig zunimmt, während die allgemeine Einschätzung ihrer sozialen Brauchbarkeit und Wertigkeit in ungefähr gleichem Maße gesunken ist. — Diese Millionen Volksgenossen der *bestmöglichen* Art der Vergreisung zuzuführen, sie vor allem aber vor Alternsstörungen zu bewahren, die ausschließlich auf falschen Vorstellungen vom Altern beruhen, ist eine Aufgabe von außerordentlichem Ausmaß; das Wichtigste hierbei ist richtige Aufklärung in breitester Front. Wer soll und kann sie anders leisten als der psychische Hygieniker? Wenn schon — und zu Recht — Bekämpfung der Trinksitten, warum nicht auch und noch nachdrücklicher Bekämpfung der Unsitte, Altern grundsätzlich als Verfall oder gar als Krankheit anzusehen? Stellen wir ihr das Wort entgegen und handeln nach ihm, das *Leopold von Ranke* zwar nur für die Geschichte der Menschheit geprägt hat, das für die Geschichte der Einzelmenschen aber genau so gilt: „Jede Epoche ist unmittelbar zu Gott!", vor allem aber das andere von *Mussolini,* aus dem fast zwangsläufig unsere Forderung sich ergibt: „Jede Generation hat ihren Zweck in sich selber und empfängt aus ihrem eigenen Leben, aus den von ihr geschaffenen Werten und geistigen Erhebungen Sinn und Rechtfertigung."

Vorläufiges System der psychischen Krankheiten im späteren Lebensalter.

A. Zufällige Krankheiten:

I. *Exogene:* Alterseinflüsse bei progressiver Paralyse, chronischem Alkoholismus u. a.

II. *Symptomatische* Psychosen bei vorzugsweise im Spätalter auftretenden inneren Krankheiten (perniziöser Anämie, Pellagra, Diabetes mellitus, Carcinom usw.).

III. *Endogene* Psychosen, mehr weniger unbeeinflußt durch involutive Vorgänge:

1. *Organische:* a) Cerebrale Heredodegenerationen mit spätem Manifestationstermin, pseudosenile Demenz (*Pick*sche Krankheit u. a.?); Begleitpsychosen der *Parkinson*schen Krankheit. — b) Cerebrale Heredodegenerationen mit verspätetem Manifestationstermin (z. B. pseudoseniler Erbveitstanz).

2. „*Funktionelle*": a) Verspätet ausbrechende Erstmelancholie oder -manie, Schizophrenie, erbliche Epilepsie. — b) Legierungen aus letzteren (verspätete „intermediäre Degenerationspsychosen").

IV. *Mischformen* aus verspäteten *endo*genen Phasen, Schüben mit (unter Umständen) kryptogenetischen *exo*genen Hirnreaktionen (traumat., toxisch, infekt., angiopath.?).

B. Mittelbare Alternskrankheiten:

Involution in *Konkurrenz* mit *anderen nosoplastischen* („prädisponierenden" und „präformierenden") Faktoren (Geschlecht, Volkstum, Milieu im weitesten Sinne, innere Situation u. dgl.). Durch die zeitige oder verfrühte Involution: 1. der Geschlechtsorgane; 2. des Hirns; 3. der übrigen Organe (Gefäßsystem, innere Drüsen)

I. *begünstigte* psychopathische Handlungen: Incest, Pädophilie u. dgl. von Männern um 50, Selbsttötungsversuche der Greise;

II. *ausgelöste*
III. *modifizierte* } *endogene Phasen, Entwicklungen, Prozesse:*

Teilgruppe „klimakterischer" u. a. späterer Melancholien; „Involutionsparanoia", „Involutionsparaphrenie"; „präsenile" Wahnbildungen: „präseniler Beeinträchtigungswahn", „präseniler Begnadigungswahn lebenslänglich Inhaftierter", „präseniler Dermatozoenwahn" u. dgl.; „Spätkatatonie".

Periodische senile Verstimmungs-, Dämmer-, Drangzustände von Thymopathen, Schizoiden, Epileptoiden u. a. Psychopathen. Involutive, besonders senile Charakterverschiebungen: a) zum Asozialen bei „Mischpsychopathen" (Hysteroiden, Schizoiden, Epileptoiden). — b) zum Sozialeren (bei Gewohnheitsverbrechern; Milderung chronischer Manien, Schizophrenien, Paranoide u. a.).

C. Unmittelbare Alternskrankheiten:

I. Involution als *zweite Haupt*ursache:

1. (ganz hypothetisch!) „Exogene Reaktionen" spezifisch disponierter Hirne auf Endotoxine extracerebraler Involutionsvorgänge?).

2. Durch die Involution (Klimakterium, Senium) oder mit ihr zusammenhängende Vorgänge verursachte *Verstärkungen spezifisch konstitutiver Psychopathien* bis zur Psychose ?): Vielleicht gewisse „klimakterische Melancholien".

3. Psychische Reaktionen („innere Situationspsychosen") auf Alternsvorgänge. — Alternsfurchtneurosen, -depressionen. Hypochondrische Zustände.

II. Involution als *Grund*ursache:

1. Reine und komplizierte Hirninvolutionen: Senile Demenz, Presbyophrenie, *Alzheimer*sche Krankheit, arteriosklerotische Demenz u. a.

2. Hirninvolutionen mit begleitenden Syndromen aus dem a) konstitutionellen, b) „symptomatischen" Kreis: paranoide, delirante u. a. Zustandsbilder.

3. Eigenreaktionen auf verfrühte Hirninvolutionen? (Gewisse Melancholien und andere Bilder im Klimakterium? *Kraepelins* „präsenile Fälle"? und andere?)

GPSR Compliance

The European Union's (EU) General Product Safety Regulation (GPSR) is a set of rules that requires consumer products to be safe and our obligations to ensure this.

If you have any concerns about our products, you can contact us on ProductSafety@springernature.com

In case Publisher is established outside the EU, the EU authorized representative is:

Springer Nature Customer Service Center GmbH
Europaplatz 3
69115 Heidelberg, Germany

Batch number: 10844827

Printed by Printforce, the Netherlands